Divya Jaggi
Ashish Kashyap

Imunologia da doença periodontal

Divya Jaggi
Ashish Kashyap

Imunologia da doença periodontal

ScienciaScripts

Imprint

Any brand names and product names mentioned in this book are subject to trademark, brand or patent protection and are trademarks or registered trademarks of their respective holders. The use of brand names, product names, common names, trade names, product descriptions etc. even without a particular marking in this work is in no way to be construed to mean that such names may be regarded as unrestricted in respect of trademark and brand protection legislation and could thus be used by anyone.

Cover image: www.ingimage.com

This book is a translation from the original published under ISBN 978-620-2-30562-4.

Publisher:
Sciencia Scripts
is a trademark of
Dodo Books Indian Ocean Ltd. and OmniScriptum S.R.L publishing group

120 High Road, East Finchley, London, N2 9ED, United Kingdom
Str. Armeneasca 28/1, office 1, Chisinau MD-2012, Republic of Moldova, Europe
Printed at: see last page
ISBN: 978-620-7-67094-9

CAPÍTULO 1 INTRODUÇÃO

O estado de saúde ou doença periodontal depende da interação entre a microbiota residente e a resposta do hospedeiro.

Os agentes patogénicos periodontais desencadeiam uma reação inflamatória e uma resposta imunitária no hospedeiro.

O sistema imunitário desempenha um papel fundamental na limitação das infecções na fenda gengival. Também controla as alterações no tecido conjuntivo num processo de remodelação complexo com ciclos de destruição e reconstrução.

Antecedentes históricos :

- No século XI, os médicos chineses observaram que a inalação de crostas de varíola favorecia o aparecimento tardio da doença.
- Edward Jenner (1798), a descoberta de que a vacinação com crosta de varíola protege as pessoas da varíola.
- O desenvolvimento da imunização preventiva foi possível graças a Louis Pasteur (1881), que cunhou o termo "vacina".
- Robert Koch descobriu mais tarde o bacilo da tuberculose e desenvolveu os seus estudos sobre a etiologia bacteriana das doenças infecciosas.
- E. Metchin Koff (década de 1880) clarificou a importância da fagocitose pelos leucócitos para a imunidade natural e desenvolveu a primeira teoria da imunidade mediada por células.
- Paul Ehrlich (1908) propôs a teoria humoral da formação de anticorpos.

Tipos de imunidade :

Os diferentes tipos de reacções imunitárias podem ser divididos, grosso modo, em duas categorias

1) Imunidade natural / inata
2) **Imunidade adquirida/adaptativa**

1. Proteção **natural ou inata** (não específica) que constitui a primeira linha de defesa contra a invasão microbiana.

   - Refere-se a uma resistência inata que está presente no primeiro encontro com um agente patogénico; não requer exposição prévia e não é significativamente alterada pela exposição repetida aos agentes patogénicos durante a vida de uma pessoa.

   As reacções incluem inflamação, fagocitose por leucócitos, células assassinas naturais, secreção de tecidos e complemento.

2. **A imunidade adquirida ou adaptativa,** que é (específica), refere-se à resistência que um indivíduo adquire ao longo da vida, que pode ser fraca ou inexistente na primeira exposição, mas que aumenta drasticamente em exposições subsequentes ao mesmo agente patogénico específico.

   - Existem dois tipos de imunidade adquirida: ativa e passiva.

   a) A imunidade ativa é a resistência que um indivíduo desenvolve em resultado de um estímulo antigénico. Isto inclui o funcionamento ativo do sistema imunitário da pessoa, que leva à síntese de anticorpos e/ou à produção de células imunologicamente activas.

b) A imunidade passiva é a resistência que é transferida para o recetor sob a forma de um produto pronto a usar. Não há estímulo antigénico; em vez disso, são administrados anticorpos prontos a usar.

- Existem dois tipos de mecanismos de ação que medeiam as respostas imunitárias *específicas*: a) imunidade humoral b) imunidade mediada por células.

a) As reacções imunitárias humorais são aquelas que são mediadas por um produto celular do tecido linfático, o anticorpo. As reacções imunitárias humorais estão associadas à fase líquida do sangue (plasma ou soro).

b) *As reacções mediadas por células* são aquelas que são mediadas pelos próprios linfócitos especificamente sensibilizados. As reacções imunitárias celulares estão localizadas em células do sistema linfático.

Elementos do sistema imunitário :

Anatomicamente, o sistema imunitário tem a) um compartimento fixo, que se distribui pela medula óssea, timo, baço, gânglios linfáticos, amígdalas e placas de Peyer, e b) um compartimento circulante, que é representado por vários linfócitos que se deslocam através da corrente sanguínea para os órgãos linfáticos e outras partes do corpo onde são necessários e regressam ao sangue através dos linfáticos.

- Os linfócitos de células T são responsáveis pela imunidade mediada por células, que é conseguida através do contacto direto com as células e da libertação de proteínas que não são anticorpos. Estas células desenvolvem-se e amadurecem no timo.

- A população de células B é constituída por linfócitos e plasmócitos, que são responsáveis pela expressão da imunidade humoral (produção de anticorpos).

Imunidade inata :

Pode ser considerada ao nível da raça ou do indivíduo. Os mecanismos envolvidos na imunidade inata são:

Superfícies epiteliais :

A pele intacta e as membranas mucosas que envolvem o corpo conferem-lhe uma proteção considerável contra a penetração de microrganismos.

- As mucosas do trato respiratório dispõem de vários mecanismos de defesa inatos (reflexo da tosse, secreção de mucopolissacáridos capazes de neutralizar os produtos bacterianos).

- A boca é constantemente banhada por saliva, que contém anticorpos, IgA, células T auxiliares e supressoras, células B naturais dos isótopos IgA, IgA e IgM, bem como macrófagos. A elevada acidez do estômago destrói a maioria dos micróbios. Conjuntiva através da secreção lacrimal, as lágrimas contêm a substância antibacteriana lisozima. O efeito de lavagem da urina remove as bactérias da uretra.

Substância antibacteriana no sangue e nos tecidos :

O sistema do complemento tem um efeito bactericida e desempenha um papel importante na destruição de bactérias patogénicas que penetram no sangue e nos tecidos. Foram descritas substâncias com propriedades antibacterianas no sangue e nos tecidos. Estas incluem

a) Beta-lisina - ativa contra o carbúnculo e bactérias relacionadas
b) Polipéptidos básicos, como a leucina
c) As substâncias ácidas, como o ácido lático, que se encontram no tecido muscular, têm um efeito antibacteriano.

Um dos métodos de defesa contra as infecções virais é a produção de interferão pelas células que são estimuladas por vírus vivos ou mortos e por determinados outros estímulos.

Fator celular da imunidade inata :

A defesa natural contra a penetração de microrganismos e outras partículas estranhas no sangue e nos tecidos é, em grande parte, mediada por células fagocíticas.

Inflamações:

A lesão e a irritação dos tecidos desencadeadas pela invasão de agentes patogénicos ou outros estímulos conduzem à inflamação, que é um importante mecanismo de defesa não específico. A dilatação dos vasos sanguíneos com aumento do fluxo sanguíneo, a formação de rebordos e a fuga de leucócitos PMN para o tecido por diapedese são os eventos da inflamação que contribuem para a defesa inicial.

Febre:

O aumento da temperatura após uma infeção é um mecanismo de defesa natural e não só ajuda a acelerar os processos fisiológicos, como, em alguns casos, até a destruir os agentes patogénicos infecciosos.

Proteínas da fase aguda:

Uma infeção ou lesão leva a um aumento súbito da concentração plasmática de determinadas proteínas, que são coletivamente designadas por proteínas de fase aguda. Estas incluem a proteína C-reactiva, a proteína de ligação à manose, a glicorpoteína alfa-1-ácido, o componente amiloide p sérico e muitas outras. Presume-se que aumentam a resistência do hospedeiro, previnem os danos nos tecidos e promovem a cicatrização de lesões inflamatórias.

Células do sistema imunitário inato :

Fagócitos :

Os fagócitos pertencem a duas linhagens principais, os monócitos/macrófagos e os granulócitos PMN.

1) Monócitos/macrófagos
2) PMN granulócitos

- Neutrófilos

- Basófilos

- Eosinófilos

A outra família de fagócitos é constituída por células circulantes, os monócitos, e por células localizadas no interstício de vários órgãos. **1) Fagócitos mononucleares :** O sistema fagocitário mononuclear tem duas funções principais, que resultam da atividade de dois tipos diferentes de células da medula óssea.

■ Macrófagos fagocíticos "profissionais" cuja principal tarefa é remover antigénios particulados.

■ Células apresentadoras de antigénios cuja tarefa consiste em receber péptidos antigénicos, processá-los e apresentá-los às células T. O termo macrófagos é geralmente utilizado para as células que se encontram livremente nas cavidades do corpo, enquanto os histiócitos são utilizados para as células que se encontram firmemente localizadas nos tecidos.

Os macrófagos são células altamente fagocíticas que fazem parte do sistema reticuloendotelial de eliminação. Eles possuem:

Receptores CR1, CR3, CR4, C5aR e moléculas que são importantes para a apresentação de antigénios num organismo (recetor MHC de classe II, CD1).

Os macrófagos segregam moléculas, engolfam e removem o excesso de antigénios e ajudam a induzir uma resposta imunitária, apresentando determinantes às células T. Um organismo que invade com sucesso uma superfície epitelial encontra células fagocitárias da linhagem monócito-macrófago.

Os macrófagos fagocíticos encontram-se em muitos órgãos. Exemplos destes são

- As células epitelióides, que se encontram nos granulomas, surgem a partir de monócitos sanguíneos activados por antigénios e são geralmente menos fagocíticas do que os macrófagos.

- As células gigantes multinucleadas são formadas pela fusão de macrófagos e são caracterizadas por tipos de Langerhans com relativamente poucos núcleos ou por tipos de corpos estranhos com muitos núcleos distribuídos no citoplasma.

- As células de Kuffer são macrófagos hepáticos residentes de longa duração localizados na interface com a corrente sanguínea. Os macrófagos alveolares revestem os alvéolos e encontram os agentes patogénicos inalados.

- As células dendríticas são caracterizadas por numerosas projecções longas e delgadas e núcleos de forma irregular.

Apresentam pouca ou nenhuma atividade fagocitária, mas são muito eficazes na apresentação de antigénios pelos linfócitos T e/ou B. Os tipos de células dendríticas incluem células linfóides, foliculares e interdigitantes.

- As células progenitoras mielóides da medula óssea diferenciam-se em promonócitos e depois em monócitos circulantes, que migram através das paredes dos vasos sanguíneos para os vários órgãos e se transformam em macrófagos.

2) Granulócitos polimorfonucleares: Os granulócitos polimorfonucleares são constituídos principalmente por granulócitos neutrófilos e diferenciam-se completamente na medula óssea (14 dias), sendo libertados da medula óssea a um ritmo de cerca de 7 milhões por minuto. Têm uma vida curta (2-3 dias) em comparação com os monócitos/macrófagos, que vivem frequentemente meses ou anos. Os granulócitos não têm especificidade inerente para antigénios, mas desempenham um papel importante na inflamação aguda, que é um mecanismo de defesa interno primário não específico.

Os neutrófilos constituem mais de 95 % dos granulócitos em circulação. Os agentes quimiotácticos para os neutrófilos incluem fragmentos de proteínas libertados após a ativação do sistema do complemento, factores dos sistemas fibrinolítico e cinina, produtos de outros leucócitos e plaquetas e produtos de determinadas bactérias. Os estímulos quimiotácticos conduzem à marginalização dos neutrófilos e à diapedese. Os neutrófilos possuem um grande arsenal de proteínas antibióticas que são armazenadas em dois tipos principais de grânulos. Os grânulos primários são lisossomas que contêm hidrólise ácida, mieloperoxidase e muranidase (lisozima). Os grânulos secundários contêm lactoferrina e lisozima. Além disso, os grânulos também contêm as proteínas antibióticas defensinas, seprocidinas, catelicidinas e proteínas de permeabilidade bacteriana. **Eosinófilos: Constituem** 2-5% dos leucócitos no sangue de indivíduos saudáveis e não alérgicos. Embora esta não seja a sua função principal, parecem ser capazes de fagocitar e matar os microrganismos ingeridos. Os eosinófilos limitam as reacções inflamatórias inibindo a ação dos mediadores. Libertam histaminase e arilsulfatase, que inactivam os produtos dos mastócitos, a histamina e alguns leucotrienos. Os eosinófilos contêm grânulos com proteína de base eosinófila. Estes revelam-se tóxicos para determinados parasitas.

Basófilos: Os basófilos encontram-se em número muito reduzido na corrente sanguínea e constituem menos de 0,2 % dos leucócitos. Os grânulos dos basófilos contêm principalmente histamina e leucotrienos LTC4, que são fortes agentes espasmogénicos e provocam a constrição dos músculos lisos.

Os grânulos dos basófilos contêm heparina, leucotrienos, histamina e o fator quimiotático dos eosinófilos para a anafilaxia. O estímulo para a degranulação dos basófilos é frequentemente um alergénio. Mediadores como a histamina libertada pela degranulação causam os sintomas adversos da alergia, mas também desempenham um papel na imunidade contra parasitas, aumentando a inflamação.

Mastócitos: O mastócito, que não ocorre na corrente sanguínea, é indistinguível dos basófilos. Existem dois tipos de mastócitos: a) mastócitos da mucosa e b) mastócitos do tecido conjuntivo.

Os mastócitos são importantes para a inflamação direta. Têm receptores para os componentes do complemento (C3a e C5a), bem como receptores para a parte Fc das moléculas de anticorpos IgE e IgG (Fc R e FcR). A estimulação destes receptores pode levar à ativação e secreção de substâncias vasoactivas que aumentam a permeabilidade e a dilatação vasculares - os principais sinais de anafilaxia. A anafilaxia pode ser fatal se for generalizada (sistémica), mas normalmente é localizada e desempenha um papel importante no início de uma resposta inflamatória contra a invasão microbiana local.

Os mastócitos possuem grânulos citoplasmáticos proeminentes, denominados lisossomas, que armazenam mediadores inflamatórios como a histamina, o fator quimiotático dos eosinófilos, o fator quimiotático dos neutrófilos e a heparina. Os mastócitos também podem sintetizar outros mediadores inflamatórios, como *a* substância de reação lenta da anafilaxia (SRS-A), o fator de necrose tumoral (TNF-a) e o leucotrieno CH.

Foi também demonstrado que a interleucina dos mastócitos aumenta a atividade da colagenase e que a heparina pode aumentar a reabsorção óssea.

Plaquetas sanguíneas: As plaquetas não só desempenham um papel na coagulação do sangue, como também são formadas em reacções imunitárias e, especialmente, em inflamações. São formadas a partir de megacariócitos na medula óssea. Após uma lesão das células endoteliais, os trombócitos aderem à superfície endotelial do tecido vascular danificado e aí se acumulam. Libertam dois tipos de grânulos que contêm serotonina e fibrinogénio. Isto leva a um aumento da permeabilidade, à ativação do sistema do complemento e, consequentemente, à atração de leucócitos.

Células, tecidos e órgãos do sistema imunitário :

Células linfóides :

As células envolvidas na resposta imunitária estão organizadas em tecidos e órgãos de forma a desempenharem as suas funções o mais eficazmente possível. Estas estruturas são designadas por sistema linfoide. O sistema linfoide inclui linfócitos, células acessórias (macrófagos e ACs) e, em alguns tecidos, células epiteliais.

Está organizada em órgãos discretamente encapsulados ou em grupos de tecido linfoide difuso. Os principais órgãos e tecidos linfóides são classificados como primários (centrais) ou secundários (periféricos). Essencialmente, os linfócitos são produzidos nos órgãos linfóides primários e funcionam nos órgãos e tecidos linfóides secundários.

Órgãos linfáticos primários :

Os órgãos linfóides primários são os locais mais importantes de desenvolvimento dos linfócitos. Os órgãos linfóides primários ou centrais incluem o timo, as linhagens fetais e a medula óssea fetal.

Órgãos linfáticos secundários :

A formação de linfócitos nos órgãos linfóides primários é seguida da sua migração para os tecidos secundários periféricos. Os tecidos linfóides secundários incluem órgãos encapsulados bem organizados, o baço e os gânglios linfáticos, bem como acumulações não encapsuladas de tecido linfoide (MALT).

Os linfócitos do sistema imunitário migram dos tecidos linfóides primários para os secundários. Quando se encontram nos tecidos secundários, os linfócitos migram de um órgão linfático para outro através dos canais sanguíneos e linfáticos. Todos os linfócitos regressam dos gânglios linfáticos à corrente sanguínea.

Gânglios linfáticos e sistema linfático: A formação de linfócitos nos órgãos linfáticos centrais e a sua migração para os órgãos periféricos ocorre através de duas redes circulatórias - o sistema sanguíneo e o sistema linfático, que correm paralelamente em todo o corpo. Os linfócitos constituem 70 a 80 por cento das células nucleadas do sangue e mais de 99 por cento das células nucleadas do fluido linfático (linfa). O sistema linfático tem três funções principais:

1. Os antigénios de topo concentram-se em determinadas estruturas.
2. linfócitos a circularem pelo tecido.
3. Transportam os produtos da reação imunitária para a corrente sanguínea e para os tecidos.

Os antigénios nos espaços intercelulares dos tecidos entram no sistema linfático e são transportados para os gânglios linfáticos.

Células do sistema imunitário adquirido :

células que medeiam as reacções imunitárias.

Linfócitos: Os linfócitos incluem três tipos de células.

1. Linfócitos T ou células T, que têm origem no timo e desempenham um papel na imunidade mediada por células.
2. Os linfócitos B ou células B, que têm origem no fígado, baço e medula óssea, são os precursores dos plasmócitos e desempenham um papel na imunidade humoral.
3. Células assassinas naturais (NK) e células assassinas (K).

- Linfócitos T:

As células que se vão tornar células T deixam a medula óssea através da corrente sanguínea e migram para o timo. Aí, as células T são capazes de diferenciar entre os seus próprios antigénios e os antigénios estranhos. Durante este processo, as células T imaturas são apresentadas a moléculas de superfície celular conhecidas como moléculas do complexo principal de histocompatibilidade (MHC), das quais existem dois tipos, conhecidos como classe I e classe II. No timo, as células T que reagem de forma muito forte ou muito fraca com as suas próprias moléculas MHC são destruídas. As células T restantes amadurecem e são capazes de reconhecer antigénios estranhos em conjunto com as moléculas MHC.

As células T reconhecem o antigénio através de moléculas de superfície conhecidas como receptores de células T (TCR). Cada célula T tem um TCR diferente para que possa reconhecer um antigénio diferente. Depois de deixarem o timo, as células T instalam-se nos gânglios linfáticos e no baço. Dos linfócitos em circulação, 60 a 80% são células T. Os linfócitos T estão associados a dois tipos de funções imunológicas: Funções efectoras e reguladoras. As funções efectoras incluem actividades como a morte de células infectadas por vírus e tumores. A função reguladora consiste na sua capacidade de ser amplificada ou suprimida por citocinas ou outros linfócitos efectores, incluindo as células B- e T. Os subconjuntos de células TH e Tc/s estão envolvidos na regulação das respostas imunitárias, cooperando com as células B na indução da síntese de anticorpos, libertando linfocinas que podem ativar macrófagos e ajudando na eliminação de muitos agentes patogénicos intracelulares e virais.

As células T, que processam receptores de superfície celular, reconhecem antigénios específicos e ligam-se a outras moléculas. A ligação faz com que as células se diferenciem ou produzam um produto.

Todos os linfócitos T têm um recetor, o chamado recetor de células T, uma glicoproteína que se liga especificamente ao antigénio e às moléculas MHC. O recetor de células T é composto por duas partes: TCR e CD3. O TCR identifica o idiótipo do antigénio específico, o CD3 está presente em todas as células T e provavelmente transmite a mensagem para o interior da célula de que o TCR se ligou ao antigénio. Atualmente, estão definidos dois tipos de TCR. TCR-1 E TCR-2. Ambos os receptores estão associados a um complexo de polipéptidos que formam o complexo CD3. Por conseguinte, uma célula T é definida pelo TCR-1 ou pelo TCR-2 associado ao CD3. Cerca de 95 % das células T do sangue expressam TCR-2.

As células portadoras de TCR-2 podem ainda ser subdivididas num subgrupo TH, as células T CD4+, e num subgrupo Tc/s, as células T CD8+. As células T CD4+ reconhecem antigénios associados a moléculas MHC de classe II, enquanto as células T CD8+ reconhecem antigénios associados a moléculas MHC de classe I.

Os antigénios CD são uma família de moléculas de superfície celular que diferenciam a população de leucócitos. Os antigénios CD2 e CD3 estão presentes em quase todos os linfócitos T humanos. Antigénios CD4 nas células T auxiliares, co-recetor do recetor MHC de classe II. Antigénio CD8 nas células T citotóxicas ou nas células T supressoras, co-recetor do MHC de classe I.

Antigénio CD 21, recetor do complemento (CR2).

Parecem estabilizar ou influenciar o contacto necessário para a interação entre CD3 e a apresentação do antigénio e do produto MHC.

Estes antigénios determinam se um tecido é imunologicamente compatível com um indivíduo e são, por isso, referidos como antigénios de histocompatibilidade. Têm uma função fisiológica importante na introdução de antigénios estranhos nos linfócitos T.

Ao contrário das células B, as células T não produzem anticorpos e não segregam formas específicas da sua molécula recetora de antigénio. Respondem a um antigénio passando por várias fases de ativação, crescendo, diferenciando-se e segregando uma série de citocinas que regulam as funções de outros linfócitos. As células T estão divididas em vários subgrupos com funções diferentes.

Células T helper - TH2, que expressam a molécula CD4 na sua superfície e segregam citocinas (IL-4, IL-5, IL-6, IL-10) que estimulam as células B a produzir anticorpos, estimulando o seu crescimento e diferenciação. As células TH1, cuja molécula CD4 produz as citocinas IL-2 e IFN-gama, estão envolvidas nas reacções de hipersensibilidade.

Células indutoras de T :

Algumas células T induzem outras células T a tornarem-se células T supressoras e parecem estar envolvidas na regulação da resposta imunitária. Nos ratinhos, induzem as células T Ly1,2 a tornarem-se células supressoras Ly2. As células T indutoras (Tsi) também podem ser activadas por regimes de imunização que induzem tolerância. Estas células partilham características fenotípicas comuns.
Exemplos disso são as células Ly1a e Ly2 em ratinhos.

Células T-supressoras :

Foram descritas várias células T supressoras. As células T supressoras efectoras ligam-se ao antigénio e libertam factores que inactivam as células T auxiliares. As células T supressoras podem (1) suprimir reacções de hipersensibilidade retardada, (2) impedir a proliferação e a secreção de anticorpos pelas células B de ligação ao antigénio e (3) suprimir a secreção de anticorpos por alguns tipos de células B.
Exemplos são Ly2.3 em ratinhos, T8 ou Leu2a em humanos e 0X8 em ratos.

Células T-citotóxicas:

Estas células reconhecem determinados antigénios de histocompatibilidade e são capazes de matar células estranhas (por exemplo, vírus) e células autólogas alteradas (por exemplo, antigénios tumorais). As células T-citotóxicas são importantes para a citotoxicidade das reacções de transplante e das reacções enxerto-versus-hospedeiro. A citólise requer um contacto direto entre a célula T-citotóxica e a célula-alvo, que é criado por receptores específicos de antigénio nas células T.

Células T-contrasupressoras :

Estas células representam a inativação das células T helper e T indutoras através da ação de células T supressoras efectoras. São específicas do antigénio e podem ser importantes para a memória imunológica.
Exemplos são as células Ly1 e L1,2 em ratos.

Ativação das células T :

Após a interação das células T com antigénios específicos ou substâncias mitogénicas, que estimulam a maioria das células T de forma não específica, os linfócitos T expressam a sua função e fenótipos adicionais. Estes fenótipos incluem la em ratinhos e HLA-DR e TAC em humanos.

- Linfócitos B:

Os linfócitos B constituem 3 a 15 % das células linfóides circulantes e são definidos principalmente pelas imunoglobulinas de superfície S(Ig). Os linfócitos B estão amplamente distribuídos em áreas de produção de anticorpos, como os centros germinais dos gânglios linfáticos e o tecido linfoide difuso das membranas mucosas. O desenvolvimento e a maturação dos linfócitos B conduzem à formação de plasmócitos, as células produtoras de anticorpos do organismo.

Ao longo da vida, a medula óssea continua a ser a fonte mais importante de células estaminais para os linfócitos B.

Os linfócitos B maduros são o produto de células estaminais linfóides que passam por uma série de processos de diferenciação sob a influência de um microambiente especial. Nos mamíferos, a diferenciação ocorre primeiro no fígado fetal e depois na medula óssea.

O desenvolvimento das células B pode ser dividido em duas fases: dependente de antigénio e independente de antigénio. Quando as células B maduras encontram um antigénio, são estimuladas a ativar-se, proliferar e diferenciar-se, dando origem a células plasmáticas que sintetizam e segregam Ig, para o que necessitam da ajuda das células T. Os plasmócitos produzem e segregam vários milhares de moléculas de imunoglobulina por segundo, mas raramente se dividem e têm um tempo de vida de 2 a 3 dias.

Existem duas classes de células B, as células B maduras imunocompetentes, que se encontram no tecido linfoide sólido e se renovam contínua e rapidamente a cada 2 a 3 dias ao longo da vida adulta e ainda não entraram em contacto com antigénios. Após estimulação antigénica, algumas delas transformam-se novamente em pequenos linfócitos e não se diferenciam em plasmócitos. Estas células vivem durante um período de tempo relativamente longo na corrente sanguínea, onde podem ser facilmente activadas por um novo contacto com o mesmo antigénio. São conhecidas como células de memória e são responsáveis pela resposta imediata e intensificada de anticorpos após a reexposição a um antigénio.

Receptores de células B e marcadores fenotípicos :

Imunoglobulina de superfície :

O marcador mais importante dos linfócitos B é a imunoglobulina de superfície. Estas moléculas sintetizadas pelos linfócitos B são incorporadas na membrana de superfície, onde actuam como receptores de antigénios específicos. A maioria dos linfócitos B humanos no sangue periférico expressa anticorpos IgM e Ig D de superfície. Após a maturação, cada célula B segrega apenas uma classe de imunoglobulinas que expressam uma única especificidade antigénica.

Os linfócitos B precisam da ajuda dos linfócitos T para produzir anticorpos contra a maioria das substâncias. No entanto, alguns antigénios, os chamados antigénios independentes do timo, podem ativar as células B diretamente.

Receptores mitogénicos :

Os mitogénios são substâncias que estimulam as células a dividir-se e, no caso das células B, a segregar imunoglobulinas de forma não específica. Alguns mitogénios estimulam tanto as células T como as células B, enquanto outros estimulam apenas os linfócitos B. *Receptores de factores de células T* :

Os factores solúveis produzidos pelas células T podem influenciar o crescimento e a diferenciação das células B. Estes incluem o fator de substituição das células T (TRF) e o fator de diferenciação das células B (BCDF).

Receptores FC :

Certas células ligam-se a moléculas de imunoglobulina com base em receptores que são específicos para determinantes localizados na parte FC (não antigénica, de ligação ao complemento) da imunoglobulina. As imunoglobulinas ligam-se através de um recetor membranar, o recetor Fc. Os receptores Fc ligam principalmente subclasses de IgG, mas alguns também ligam IgM. Presume-se que a principal função dos receptores Fc seja a regulação da resposta imunitária humoral. *Receptores do complemento :*

Os receptores do complemento foram identificados em algumas, mas não em todas, as células B na maioria dos mamíferos. Muitas células B de memória não possuem esses receptores, e as células B os perdem quando finalmente se diferenciam em células plasmáticas. A função do recetor do complemento não é totalmente compreendida.

Moléculas reguladoras de superfície celular :

As interacções das células imunitárias não são apenas reguladas por moléculas efectoras, como as imunoglobulinas e as citocinas. Uma série de moléculas que estão localizadas nas superfícies das células imunitárias. Existem quatro tipos de moléculas reguladoras de superfície celular nas células imunitárias.

1. As moléculas MHC (Major Histocompatibility Complex)
2. Os antigénios CD ou de agrupamento de diferenciação
3. receptores de superfície celular e
4. Adesinas.

> **Molécula MHC :**

Parece que têm uma função fisiológica importante: Introduzem antigénios estranhos nos linfócitos T, ou seja, os antigénios estranhos são reconhecidos pelos linfócitos T no contexto da molécula MHC.

Função fisiológica das moléculas MHC :

Quando uma célula apresentadora de antigénio apresenta um antigénio a uma célula T, a célula T liga simultaneamente o antigénio e a molécula MHC da célula apresentadora de antigénio. Por outras palavras, o antigénio estranho é reconhecido pela célula T helper em conjunto com as moléculas MHC do hospedeiro. Isto permite distinguir entre o próprio e o estrangeiro e reconhecer o estrangeiro. As moléculas MHC de classe I, II e III estão envolvidas na absorção, processamento e apresentação de antigénios. Todas as células processam e apresentam antigénios produzidos por si próprias (antigénios intracelulares) em conjunto com moléculas MHC de classe I. As moléculas MHC de classe I são utilizadas para apresentar antigénios intracelulares às células CD8+T e às células NK. As moléculas MHC de classe III incluem os factores de complemento B, C2 e C4.

Os antigénios provenientes de fontes extracelulares são apresentados por células apresentadoras de antigénios (APC) em associação com moléculas MHC de classe II. As três principais APCs profissionais são as células dendríticas periféricas, os derivados de monócitos e as células B. Estas células são especializadas em apresentar antigénios às células CD4+T que reconhecem os antigénios em associação com as moléculas MHC de classe II.

As APC profissionais expressam constitutivamente moléculas MHC de classe II (ou seja, HLA-DP, HLA-DQ, HLA-DR). Os antigénios externos são processados por fagocitose e as moléculas peptídicas resultantes associam-se às moléculas MHC de classe II na superfície celular. O antigénio associa-se às moléculas MHC de classe II no compartimento multilaminérgico associado à classe II.

> Antigénios CD :

Os antigénios CD2 e CD3 estão presentes em quase todos os linfócitos T humanos. O antigénio CD4 encontra-se nas células T auxiliares e o antigénio CD8 nas células T citotóxicas (que por vezes também são designadas por células T supressoras).

> Receptores de superfície celular :

Outro grupo de moléculas reguladoras na superfície das células imunitárias são os receptores específicos, ou seja, ligam-se a outras moléculas (ligandos) de uma forma estereoespecífica. Como resultado desta ligação, as células são induzidas a diferenciar-se ou a produzir um produto. Todos os linfócitos T expressam um recetor, o chamado recetor de células T, uma glicoproteína que se liga especificamente a antigénios e a moléculas MHC.

As células imunitárias têm outros receptores, por exemplo, receptores para interleucinas ou citocinas, que se ligam especificamente a estas moléculas. Também têm receptores para imunoglobulinas, em particular para os componentes Fc das imunoglobulinas, bem como receptores para o complemento e subfragmentos do complemento.

> Adesões :

Muitas interacções celulares dependem da ligação das células umas às outras ou a um substrato. Estas interacções são controladas por receptores na superfície das células imunitárias e ligandos noutras células ou no substrato, as chamadas moléculas de adesão. Existem quatro grupos principais de moléculas de adesão.

1. Integrina
2. Moléculas de adesão da família do supergene da imunoglobulina
3. Selectores
4. CD4 ou grupo Hermes, que interagem com ligandos chamados addressins no endotélio vascular. As moléculas de adesão estão amplamente distribuídas, não só entre as células imunitárias, mas também noutros tipos de células, incluindo as células endoteliais.

Os Intergrins :

As integrinas são uma grande família de moléculas, e cada membro é um heterodímero constituído por uma cadeia alfa e uma cadeia beta. Atualmente, a superfamília das integrinas pode ser dividida em três famílias, sendo que as proteínas de cada família têm apenas um tipo de cadeia beta. A família dos receptores da fibronectina tem a cadeia beta-1, a família dos receptores do complemento tem a cadeia beta-2 e a família dos receptores da vitronectina tem a cadeia beta-3. As integrinas têm cada uma as suas próprias cadeias alfa, que são únicas. As integrinas de cadeia beta-1 foram inicialmente classificadas como antigénios que aparecem após várias semanas de estimulação das células T in vitro e são referidas como VLA ou antigénios muito tardios. As integrinas beta-2 LFA, CR3 e CR4 são importantes para o controlo do movimento das células no tecido e contribuem para a interação dos linfócitos com a célula. As integrinas beta-1 e beta-3, por outro lado, estão envolvidas no movimento das células através do tecido e na sua retenção nesse tecido.

Moléculas de adesão da família dos supergénios das imunoglobulinas :

ICAM-1 e ICAM-2 são ambos ligandos para a integrina P-2 LFA. A ICAM-1 e a ICAM-2 encontram-se no epitélio capilar, enquanto a ICAM-1 também é expressa nas células T e nas células B e está provavelmente envolvida na interação entre os linfócitos e as células apresentadoras de antigénios. As ICAM-1 e ICAM-2, que pertencem à família dos supergénios das imunoglobulinas, são constituídas por uma única cadeia polipeptídica e por domínios semelhantes aos das imunoglobulinas. A ICAM-1 é provavelmente importante para a migração transendotelial das células e pode ser induzida pelo fator de necrose tumoral, pela IL-1 e, em grande medida, pelo IFN-gama (interferão gama).

Os selectores :

As moléculas MEL-14, GMP-140 e ELAM (molécula de adesão endotelial/leucocitária) são conhecidas como selectinas e têm muitas semelhanças estruturais, incluindo um domínio semelhante à lectina. A ELAM é induzida no endotélio após ativação por TNF (fator de necrose tumoral) ou IL-1. A ligação dos neutrófilos à ELAM é um primeiro passo crítico na emigração dos neutrófilos através do endotélio capilar; contudo, o ligando nos neutrófilos que se liga à ELAM ainda não é conhecido.

Antigénios :

Um antigénio é definido como qualquer substância que, quando parcialmente introduzida no organismo, estimula a produção de um anticorpo com o qual reage especificamente. Um antigénio introduzido no organismo reage apenas com os imunócitos que possuem o marcador específico para este antigénio e que produzem apenas anticorpos complementares a este antigénio.

As partes individuais do antigénio que se ligam ao local de ligação do antigénio do anticorpo são denominadas epítopos. Um antigénio pode ter vários epítopos. A área na molécula do anticorpo que corresponde ao epítopo é designada por parátopo.

Determinantes da antigenicidade :

Tamanho :

A antigenicidade está relacionada com o tamanho da molécula. As moléculas muito grandes são altamente antigénicas.

Matriz química :

A maioria dos antigénios que ocorrem naturalmente são proteínas e polissacáridos. Os lípidos e os nucleótidos são menos antigénicos.

Suscetibilidade às enzimas tecidulares :

Apenas as substâncias metabolizadas e susceptíveis à ação das enzimas dos tecidos se comportam como antigénios.

Estranheza :

Apenas os antigénios que são "estranhos" (não próprios) ao indivíduo desencadeiam uma resposta imunitária. Uma perturbação deste mecanismo homeostático leva à autoimunização e a doenças auto-imunes.

Processamento de antigénios:

O processamento envolve a internalização e a degradação parcial dos antigénios pelas células apresentadoras de antigénios (APCs). Os fragmentos de antigénio resultantes são transportados de volta para a superfície das APCs, onde são ligados por antigénios de histocompatibilidade de classe II. Os fragmentos de antigénio dos antigénios de histocompatibilidade de classe II. O complexo de fragmentos de antigénio de classe II é então reconhecido por células T portadoras de receptores de células T complementares.

Classes biológicas de antigénios :

Dependendo da sua capacidade de induzir a formação de anticorpos, os antigénios são classificados como antigénios dependentes de células T (TD) e independentes de células T (TI). Os antigénios TI são estruturalmente simples, como no caso dos lipopolissacáridos bacterianos e da proteína flagelina flagelina. Os antigénios TI não parecem necessitar de processamento prévio pelos macrófagos. São metabolizados muito lentamente e permanecem no organismo durante muito tempo. A sua resposta de anticorpos é normalmente limitada a IgM e IgG3 e não geram memória imunológica. Os antigénios TD, por outro lado, são estruturalmente mais complexos, por exemplo, complexos proteína-hapteno, geram uma memória imunológica, requerem pré-processamento e são rapidamente metabolizados no organismo. Induzem toda a gama de imunoglobulinas dos isótipos IgM, IgG, IgA e IgE.

Anticorpos :

O hospedeiro reage às bactérias orais e aos seus produtos com a produção de imunoglobulinas ou anticorpos pelas células plasmáticas. Antes disso, as células apresentadoras de antigénios, como os macrófagos, apresentam fragmentos de antigénios às células T através do complexo principal de histocompatibilidade (MHC) na sua superfície. Após a interação física das células T com as células B, estas últimas reagem aos antigénios dependentes das células T com a diferenciação das células plasmáticas e a produção de anticorpos.

Os anticorpos são glicoproteínas que se encontram no sangue, nos fluidos dos tecidos e nas secreções e são os efectores da imunidade humoral. São altamente específicos e sensíveis. Todas as classes e subgrupos de imunoglobulinas são estruturalmente semelhantes, mas diferem nas suas propriedades biológicas, teor de hidratos de carbono, peso e sequência de aminoácidos. Cada molécula de anticorpo tem uma região variável que, devido à sua sequência única de aminoácidos e à estrutura terciária do local de ligação do anticorpo, permite uma reação altamente específica com um determinado antigénio.

A imunoglobulina humana é classificada em cinco classes com base em diferenças estruturais.

Estrutura :

Todos os domínios de imunoglobulina da região constante (C) têm uma estrutura básica semelhante. Os domínios da região variável (V) têm uma estrutura ligeiramente diferente. A cadeia polipeptídica que liga os domínios V e C é designada por charneira e é importante para a estrutura do organismo, uma vez que permite a flexibilidade entre os domínios V e C. As cadeias pesadas podem ser classificadas em três regiões funcionais: Fd, Hing e Fc.

Em combinação com uma cadeia leve, o fragmento Fd forma a região Fab, que possui todas as propriedades de ligação ao antigénio de uma imunoglobulina intacta. O fragmento Fc possui as funções efectoras da molécula de imunoglobulina. Todos os processos efectores conhecidos mediados por moléculas de imunoglobulina podem ser atribuídos a funções efectoras mediadas por Fc e podem ser divididos em três categorias gerais.

1. Ativação da cascata clássica do complemento
2. Interação com células efectoras ou
3. Compartimentação das imunoglobulinas

A estrutura imunológica básica parece ter a forma de um Y. A cauda do Y contém as extremidades de duas cadeias pesadas e é conhecida como o fragmento Fc. A ligação do complemento ocorre nesta região. A Fc é o local de ligação do anticorpo.

Imunoglobulinas (anticorpos) :

1) A IgM é o primeiro anticorpo a aparecer no ecrã. Inicia a cascata do complemento e é o anticorpo mais importante em resposta a antigénios T-independentes.

2) O IgG é o anticorpo seguinte que permanece em circulação durante mais tempo. Com várias subclasses, IgG1, IgG2, IgG3 e IgG4, é também o anticorpo mais abundante. Envolve os antigénios (opsinização) para serem destruídos pelos fagócitos, prepara outros antigénios para serem destruídos pelas células assassinas e também ativa a cascata do complemento.

3) A IgA encontra-se na saliva (IgA secretora) e noutras áreas onde se encontram as membranas mucosas. É a primeira linha de defesa contra os microrganismos que invadem a membrana mucosa. Os anticorpos IgA impedem que os microrganismos entrem nas células epiteliais.

4) A IgD é um anticorpo vestigial nas células B em diferenciação que desaparece após a diferenciação.

5) A IgE é o anticorpo reativo presente em baixa concentração e esta classe de anticorpos é responsável pelas reacções alérgicas, liga-se aos mastócitos e basófilos e estimula a libertação de substâncias vasoactivas como a histamina, as prostaglandinas e os leucotrienos.

Algumas das funções efectoras mediadas por anticorpos ligados são:

- A ativação de um sistema humoral multicomponente com uma variedade de efeitos, conhecido como o sistema do complemento. Este efeito é mediado por IgG e IgM.

- Conduz a um aumento da velocidade e da eficácia da absorção, pelos macrófagos, de substâncias portadoras de antigénios. Dois processos, conhecidos como opsonização e imunoaderência, são responsáveis por este fenómeno. A opsonização é principalmente assegurada por IgM e IgG, enquanto a imunoaderência é mediada pelo complemento ativado por IgG ou IgM.

- A "marcação" das células, que as identifica como um alvo a abater por outros linfócitos (citotoxicidade celular dependente de anticorpos). Também neste caso, a IgG parece desempenhar o papel mais importante na mediação deste efeito.

- Libertação de mediadores inflamatórios fortes, como a histamina, dos mastócitos aos quais as moléculas de anticorpos aderem antes da ligação ao antigénio. Este fenómeno provoca a clássica reação de hipersensibilidade imediata e é mediado exclusivamente por IgE.

- A neutralização de toxinas através da prevenção física da interação entre a toxina e o alvo. A neutralização também se refere à capacidade dos anti-soros para reduzir o potencial infecioso dos vírus. Estas propriedades são mediadas por IgG, IgM e IgA.

A atividade das moléculas de Ig pode, portanto, ser dividida em duas funções distintas: Reconhecimento e ação. As regiões variáveis reconhecem (ligam-se) a determinantes antigénicos, enquanto as regiões constantes interagem com outras moléculas e/ou células para desempenhar funções efectoras, normalmente designadas por imunidade humoral.

Citocinas e outros componentes moleculares :

Citocinas :

1. As interacções complexas entre linfócitos, células inflamatórias e outros elementos celulares no tecido conjuntivo são mediadas por uma série de proteínas de baixo peso molecular conhecidas como citocinas.
2. Trata-se de produtos solúveis definidos como moléculas reguladoras que são produzidas pelas células imunitárias e não imunitárias do organismo.
3. As citocinas contribuem para a regulação e o desenvolvimento de células imunitárias efectoras, para a comunicação célula-célula e para funções efectoras directas.
4. Algumas citocinas têm uma função autócrina, ou seja, ligam-se à célula que as produziu, outras são parácrinas, ou seja, ligam-se a células próximas, e outras ainda são endócrinas, ou seja, ligam-se a células distantes.
5. As citocinas podem ser pleiotróficas e induzir diferentes actividades biológicas em diferentes células. Além disso, diferentes citocinas podem apresentar reacções semelhantes.

A acumulação de células plasmáticas e linfócitos nos tecidos periodontais indica que as citocinas estão envolvidas nas alterações patológicas das gengivas.

As citocinas são moléculas sem anticorpos que influenciam um amplo espetro de actividades nos sistemas imunitário e inflamatório, bem como nas áreas do complemento, da coagulação sanguínea, da bradicinina e do ácido araquidónico. As citocinas mais importantes são

1. As interleucinas são um grupo diversificado de citocinas. A maioria delas é produzida por outras células como parte da resposta imunitária e inflamatória e tem um efeito sobre elas, pelo que a sua atividade biológica interage.
   a. Os linfócitos, os fibroblastos e os macrófagos produzem IL-1, que tem as seguintes funções
      i. Estimulação da produção de moléculas de adesão endotelial, como as moléculas de seleção, para iniciar o processo inflamatório
      ii. Produção de prostaglandinas por fibroblastos e osteoclastos
      iii. Ativação dos fagócitos, o que torna a superfície das células T mais recetiva aos antigénios
      iv. Estimulação da libertação de IL-2 pelas células T e pelas células NK
   b. A IL-2 promove o crescimento e a ativação das células T e das células NK.

c. A IL-4 faz com que as células B se activem e se dividam. Promove a formação de imunoglobulinas e é também um fator de crescimento para os mastócitos.

d. A IL-6 é produzida por macrófagos e células CD4+T e estimula a produção de células B e mastócitos.

e. A IL-8 é produzida por fibroblastos, células endoteliais e monócitos e estimula a ativação e a quimiotaxia de macrófagos, PMNs e células T.

f. A IL-10 é produzida pelas células CD4+ e inibe a produção de citocinas pelas células CD8+T.

2. Os interferões são citocinas que estão normalmente associadas a uma atividade antiviral. O interferão-gama desempenha um papel importante na doença periodontal. É libertado pelas células CD4+T e aumenta a fagocitose através de uma série de vias.

3. O fator inibitório da migração (MIF) é produzido por células T activadas e impede a migração de macrófagos de uma área de inflamação ou infeção, aumentando assim a população de macrófagos nessa área.

4. O fator de necrose tumoral (TNF) promove a formação de selectinas e ICBMs nas paredes endoteliais, apoiando assim a migração de leucócitos.

5. A linfotoxina (LT) é produzida por células T activadas. Trabalha em conjunto com o IFN-gama para ativar os leucócitos.

6. O fator de crescimento transformador beta (TGF-beta) é um grupo de citocinas produzidas pelos macrófagos e pelas plaquetas. A sua principal função parece ser a de inibir o sistema imunitário.

7. As metaloproteínas da matriz (MMPs) são um grupo de enzimas que decompõem o colagénio, a substância triturada e outras estruturas.

8. A elastase, a glucoronidase e a hialuronidase são enzimas lisossómicas que são produzidas durante a destruição de PMNs e fibroblastos.

9. Existem factores estimuladores de colónias (CSF) para granulócitos, linfócitos e macrófagos. São citocinas derivadas das células T que controlam a hematopoiese.

O termo "complemento" refere-se a um sistema de factores presentes no soro normal que são tipicamente activados pela interação entre o antigénio e o anticorpo e que, subsequentemente, medeiam uma série de consequências biologicamente significativas. O termo complemento foi cunhado por Ehrlich porque este fator complementa a ação dos anticorpos.

O sistema do complemento pertence ao grupo de mecanismos biológicos efectores (as chamadas cascatas enzimáticas desencadeadas), que também inclui os sistemas de coagulação, fibrinolítico e de linina. A função do sistema inclui o controlo da ativação celular inflamatória e dos complexos de defesa antimicrobianos, a ativação celular e a defesa antimicrobiana.

O sistema também desempenha um papel no desenvolvimento de reacções de anticorpos e é um importante efector em doenças imunopatológicas.

Componentes do suplemento:

Normalmente, o complemento não se liga ao antigénio ou anticorpo livre, mas apenas aos anticorpos que se ligaram ao seu antigénio. Foram utilizados vários termos, como fixação, ligação ou consumo, para descrever a combinação com a imunoglobulina ligada que leva à ativação da via de sinalização clássica.

O sistema do complemento é constituído por pelo menos 20 proteínas séricas química e imunologicamente diferentes, incluindo os componentes do complemento, o sistema da properidina e as proteínas de controlo.

A via clássica foi assim designada por ter sido a primeira a ser identificada. No entanto, trata-se na realidade de um mecanismo de imunidade ativa específica desenvolvido mais recentemente, enquanto a via de sinalização alternativa representa um sistema mais primitivo de imunidade inata não específica.

Forma clássica :

Passos :

1) O primeiro passo é a ligação do Cl ao complexo antigénio-anticorpo. A unidade de reconhecimento é a Clq. A ativação efectiva só ocorre quando o Clq está ligado a imunoglobulinas com pelo menos dois dos seus locais de ligação. A ligação de Clq leva à ativação sequencial de Clr e s na presença de iões de cálcio.

2) A C activada cliva o C4 e transforma-o em C4a e C4b.

3) Na presença de iões magnésio, o Cl 4b cliva o C2 em C2a, que permanece ligado ao C4b ligado às células, e C2b, que é libertado para a fase líquida. A clivagem do C4 e do C2 pode também ser efectuada por serino-proteases da via da lectina associadas à MASP-l e à MASP-2 (MBC-), que estão associadas à lectina de ligação ao manano (MBL).

4) A C4b2a activada enzimaticamente é referida como C3 convertase da via clássica.

5) O composto C3 cliva o C3 em dois fragmentos - o C3a, que é uma

anafilatoxina, e o C3b, que permanece ligado à célula, juntamente com o C 4b2a, para formar um complexo de três moléculas, o C 4b2a3b, que tem atividade enzimática e é designado C5 convertase.

Caminho alternativo :

O processo central na cascata do complemento é a ativação de C3, o principal componente de C. Na via clássica, C3 é ativado por C42 (C3 convertase clássica). A ativação de C3 sem o envolvimento prévio de C142 é referida como a "via alternativa". A via alternativa de ativação do complemento é iniciada sem o envolvimento de anticorpos ou outros elementos do sistema imunitário. [3]Os componentes da via alternativa trabalham em conjunto para permitir várias respostas imunológicas, como a inflamação e a fagocitose, através da ativação de C .

O primeiro passo da via alternativa é a ligação do C3b, que é clivado do C3, a um ativador. O C3b ligado interage com uma proteína do soro chamada fator B e forma um complexo dependente de magnésio "C3b,B".

O complexo C3bB é inativo, mas na presença do componente D (conversor do proactivador C3) é convertido em C3b. Bb, que é semelhante à C3 convertase (C142) da via clássica.

A ativação inicial do C3 ocorre espontaneamente até certo ponto, mas este passo também pode ser influenciado pela C3 convertase da via clássica ou alternativa ou por uma série de outras proteases séricas ou microbianas.

As convertases C3 da via clássica ou da via alternativa podem associar-se ao C3b ligado à superfície celular para formar as convertases C5, C 4b2a 3b ou C 3b B3b, que libertam C5. O fragmento maior, C5b, associa-se a C6 e C7, que se ligam à membrana plasmática. O complexo C5b67 combina-se com C8 e uma série de moléculas C9 para formar um complexo ligado à membrana (MAC), C5b-9.

Mecanismos de defesa inatos contra a doença periodontal :

As secreções salivares têm uma função protetora, uma vez que mantêm o tecido oral num estado fisiológico. A saliva tem uma grande influência na formação da placa bacteriana.[b]

1) Limpeza mecânica das superfícies bucais expostas.
2) Ao tamponar os ácidos produzidos pelas bactérias e
3) Controlando a atividade bacteriana.

Factores antibacterianos :

A saliva contém inúmeros factores inorgânicos e orgânicos que influenciam as bactérias e os seus produtos na cavidade oral.

Os factores inorgânicos incluem iões e gases, bicarbonato de sódio e potássio, fosfatos, cálcio, fluoretos, amónio e dióxido de carbono.

Os factores orgânicos incluem lisozima, lactoferrina, mieloperoxidase, lactoperoxidase e aglutininas, tais como glicoproteínas, mucinas, macroglobulinas P2, fibronectinas e anticorpos.

Imunoglobulinas salivares :

A IgA, alguma IgG e, em menor grau, a IgM encontram-se na saliva, sendo a IgA secretora o componente imunitário solúvel mais importante contido nas secreções de todas as glândulas salivares.

- Eliminação de bactérias através do bloqueio ou competição com locais de ligação nas células epiteliais ou na placa bacteriana. Em alternativa, as bactérias podem ser removidas da cavidade oral através do bloqueio dos receptores bacterianos que são necessários para a adesão à superfície do dente.
- A atividade do SIgA provoca uma inibição das enzimas bacterianas, o que prejudica a formação da placa bacteriana.
- Os anticorpos SIgA perturbam o metabolismo bacteriano das enzimas inibidoras que estão envolvidas no fenómeno de transporte.

Leucócitos na saliva :

Entra na cavidade oral atravessando a fixação do sulco gengival.

Barreira epitelial:

- As células epiteliais de revestimento impedem fisicamente a penetração das bactérias superficiais nos tecidos mais profundos.

Estes incluem:

- Queratinização (palato duro e gengivas).
- Descarga de granulado de revestimento de membrana numa camada de granulado.
- A formação de complexos imunes através de interacções antigénio-anticorpo.
- Função de barreira da membrana basal.
- O pequeno número de células linfóides junto à membrana basal pode ajudar a combater os organismos que atravessam as barreiras sobrepostas.
- Descamação e descolamento das células epiteliais.

Morfologia e fisiologia da região dento-gengival, que contribuem para a proteção da gengiva:

Em suma, a elevada taxa de renovação do epitélio juncional pode desempenhar um papel importante na defesa bacteriana da região dento-gengival. A renovação constante destas células epiteliais também contribui para a tendência de auto-limpeza da região do sulco.

i) A capacidade do epitélio juncional para formar uma ligação ao dente pode, até certo ponto, contrariar o crescimento da placa subgengival.

ii) O material intercelular produzido pelas células epiteliais pode impedir as bactérias de penetrarem no epitélio.

iii) Supõe-se que a disposição frouxa das células epiteliais juncionais com amplos espaços intercelulares serve para fins de defesa, facilitando o transporte de feozoítos e substâncias antimicrobianas do sistema vascular para esta região.

iv) Em 1971, Lange e Schroeder demonstraram que as células epiteliais na região da base do sulco contêm lisossomas e que estas células também exibem atividade fagocítica contra bactérias.

v) As células epidérmicas, especialmente os queratinócitos e, em menor grau, os melanócitos e as células de Langerhan, libertam uma variedade de proteínas reguladoras (citocinas) que podem apoiar a defesa local, recrutando e reforçando as funções dos fagócitos. (por exemplo, multi-CSF, IL-3, TGF-alfa e beta, TNF-alfa, etc.)

Tal como outros mecanismos de defesa do organismo, a eficácia do epitélio sulcular como barreira de defesa diminui provavelmente à medida que as bactérias colonizam o dente na linha da gengiva. Isto leva ao seu efeito tóxico e enzimático direto no tecido desta área, resultando em inflamação. O contacto estreito entre o epitélio da bolsa e a superfície do dente minimiza a penetração de microrganismos e outros materiais no sulco ou na área da bolsa.

Presença de leucócitos na junção dento-gengival:

Neutrófilos, monócitos/macrófagos são encontrados regularmente em amostras da região dentogengival.

O papel dos neutrófilos na interface dentogengival :

A placa dentária que cresce na margem gengival ou abaixo dela parece estar protegida do contacto epitelial direto por um manto de leucócitos que se acumula entre o epitélio sulcular e a superfície da placa.

Fluido gengival (fluido do sulco):

1) Retirar o material do sulco.
2) Contêm proteínas plasmáticas que podem melhorar a adesão do epitélio ao dente.
3) têm propriedades antimicrobianas e
4) Exercem uma atividade anticorpo na defesa das gengivas.

Para além das imunoglobulinas, foram também detectados componentes do complemento no FGC, sugerindo que tanto a via clássica como a via alternativa do complemento podem ser activadas no sulco gengival. Outros componentes incluem enzimas como a lisozima, proteases e colagenases, que são libertadas tanto pelas células hospedeiras como pelas bactérias.

O componente celular do FGC consiste principalmente em neutrófilos, com um pequeno número de macrófagos, bem como linfócitos B e T. Estas células migram continuamente do sangue através do epitélio juncional para o sulco gengival. Mais de 80% dos neutrófilos no próprio sulco gengival são funcionais e podem fagocitar microorganismos.

Funções dos mecanismos imunitários inatos nas doenças periodontais :

O sistema imunitário inato é composto por vários factores e células. Os factores solúveis, como os que circulam no plasma, têm uma função no sistema imunitário inato. Estes incluem o complemento, as proteínas de fase aguda e os interferões.

O sistema de complemento parece estar desregulado em pacientes com doença periodontal. A diminuição da função do complemento deve-se tanto à atividade bacteriana como à do hospedeiro e pode aumentar a suscetibilidade do hospedeiro à doença periodontal.

A PCR é uma das proteínas de fase aguda que tem sido amplamente estudada. A CRP opsoniza as bactérias, o que facilita a ligação do complemento e as bactérias podem ser fagocitadas mais facilmente. Há muito que se sabe que as proteínas de fase aguda estão frequentemente elevadas na doença periodontal. Os primeiros estudos sugeriram que o aumento da PCR pode estar associado à atividade da doença periodontal ou à doença periodontal não tratada.

Os leucócitos, também conhecidos como glóbulos brancos, estão distribuídos por todo o corpo. Alguns actuam como primeira linha de defesa contra agentes infecciosos.

Recentemente, foi proposta uma mudança de paradigma no papel dos neutrófilos na patogénese da doença periodontal. Em vez de um papel protetor, propõe-se que as acções dos neutrófilos conduzam a danos nos tecidos locais, desempenhando assim um papel primordial na imunopatogénese de, pelo menos, algumas formas de doença periodontal. A mudança de paradigma fundamental é que, em alguns casos, os PMNs não apresentam uma deficiência funcional, mas tornam-se hiperactivos e são preparados para acções que levam à degradação dos tecidos. O duplo papel dos neutrófilos é um domínio em evolução.É evidente que os macrófagos e os neutrófilos desempenham um papel importante no combate à infeção se a infeção inicial com bactérias da placa bacteriana for contida e não conduzir à periodontite. Por outro lado, também é claro que os macrófagos e os neutrófilos desempenham um papel importante na progressão da doença se a infeção inicial não for contida e progredir para periodontite.

As propriedades protectoras intrínsecas que impedem o desenvolvimento e a progressão da doença periodontal incluem a atividade não específica da imunidade inata e outros factores inerentes. Estes outros componentes de importantes mecanismos de proteção incluem a barreira mecânica do epitélio, imunoglobulinas não específicas como a IgA, a ação de lavagem do fluido gengivacrevicular e a rápida renovação do tecido mole periodontal.

Funções da imunidade adaptativa nas doenças periodontais: Linfócitos T, linfócitos B/células plasmáticas e macrófagos:

Os mecanismos da imunidade inata e da imunidade adaptativa são abrangentes, sobrepostos e redundantes. Se as funções da imunidade inata não atenuarem a infeção original, localiza-se um infiltrado inflamatório no tecido conjuntivo da zona afetada. Este infiltrado é constituído principalmente por linfócitos e macrófagos, bem como por alguns neutrófilos, e é a expressão de uma resposta imunitária adaptativa. Os linfócitos, os macrófagos e outras células imunitárias produzem citocinas que impulsionam a resposta imunitária para combater a infeção. As citocinas são sinais intercelulares que regulam a atividade celular, neste caso a função imunitária. As interleucinas são um subgrupo de citocinas que actuam principalmente como substâncias de sinalização intercelular. Foi demonstrado que a IL-1 é um fator primário na patogénese da doença periodontal.

O infiltrado inflamatório inicial é dominado por linfócitos. Estes linfócitos são predominantemente linfócitos derivados do timo ou células T. As células T têm duas subpopulações básicas: CD4 ou células T auxiliares e CD8, que são células T supressoras/citotóxicas. As células T CD4 dividem-se em dois subgrupos - Th1 e Th2 - consoante a sua função. [2]O subgrupo Th1 produz citocinas (por exemplo, IL- , interferão-Y) que conduzem a uma resposta imunitária mediada por células, ou seja, uma lesão dominada por células T, enquanto o subgrupo Th2 de células T CD4 produz citocinas (por exemplo, IL-4, -5 e -10) que desencadeiam uma resposta imunitária de anticorpos (humoral), conduzindo a uma lesão dominada por células B/plasmáticas.

As células T CD8 regulam negativamente a resposta imunitária (actividades supressoras) ou matam as células infectadas por vírus e as células cancerígenas. [45]As células que ainda não foram expostas são conhecidas como células T naive e são positivas para o marcador de superfície celular CD-RA. As que foram previamente expostas são designadas por células T de memória e são positivas para CD45-RO

O infiltrado inflamatório sofre uma alteração fenotípica com uma predominância de linfócitos derivados da medula óssea ou células B à custa de células T quando a gengivite progride para periodontite. [445]Além disso, após a conversão para uma lesão de periodontite, verifica-se uma redução do rácio CD /CD8 e um aumento das células T de memória (CD RO).

As células B amadurecem e diferenciam-se em células plasmáticas, que acabam por produzir anticorpos. Se estes anticorpos forem protectores, os organismos infecciosos são eliminados e a infeção é suprimida. Se não protegerem, a inflamação continua e há uma perda crescente de tecido periodontal, ou seja, uma lesão progressiva de periodontite.

Na doença periodontal, é frequentemente detectada uma forte resposta de anticorpos a agentes patogénicos periodontais suspeitos. Os títulos de anticorpos e a gravidade da doença estão normalmente correlacionados de forma positiva, ou seja, os doentes com títulos mais elevados têm uma doença mais grave, especialmente em doentes com periodontite crónica ou periodontite agressiva localizada. Para além disso, estes títulos de anticorpos diminuem após o desaparecimento da periodontite.

Em alguns casos de periodontite crónica refractária (ou seja, que não respondem à terapêutica), níveis elevados de anticorpos séricos contra determinadas bactérias (por exemplo, Streptococcus oralis, Streptococcus constellatus. Actinobacillus actionmycetemcomitans serotipo c e Haemophilus aphrophilus) aumentam a probabilidade de uma pessoa ser refractária ao tratamento.

As células T "ajudam" na produção de anticorpos:

A formação de anticorpos pelas células B contra a maioria dos antigénios proteicos, células heterólogas, vírus e muitas bactérias depende em grande medida da ativação simultânea de células T específicas, que desempenham a chamada "função auxiliar". Estas respostas de anticorpos dependentes de T são caracterizadas pela produção de níveis elevados de anticorpos IgG, IgA e/ou IgE, isótipos associados à resposta imunitária secundária.

A cooperação entre as células T e as células B funciona através de um mecanismo de dois sinais que envolve tanto o contacto célula-célula como a ação de várias citocinas produzidas pelas células T.

As células T helper com capacidade de ajudar as células B pertencem à subclasse TH2. As células TH2 sintetizam e segregam várias citocinas que contribuem para a ativação das células B, incluindo IL-4, IL-5 e IL-6.

A IL-4 aumenta a expressão das moléculas de classe II e dos receptores Fc nas células B e leva a uma alteração do isótipo dos anticorpos para IgGI e IgE. A IL-5 também estimula e está associada à mudança para o isótipo IgA. A IL-6 é principalmente um fator de promoção da diferenciação que estimula as células B a segregar anticorpos. No entanto, a IL-6 também pode servir como fator de crescimento para as células plasmáticas produtoras de anticorpos antes da fase final de diferenciação. Embora a principal função da IL-2 seja um fator de crescimento para as células T, também se verificou que a IL-2 estimula a produção de anticorpos pelas células B.

Seleção clonal :

Um indivíduo pode responder a antigénios estranhos produzindo moléculas de anticorpos a partir de um conjunto de linfócitos B produtores de anticorpos. Os linfócitos B de cada clone transportam marcadores de superfície de imunoglobulina específicos que os vinculam a uma única especificidade antigénica.

Ativação celular :

O reconhecimento e a subsequente ligação do antigénio ao recetor específico da célula conduzem à ativação, proliferação, diferenciação e produção de células efectoras.

B Ativação celular :

A reação dos linfócitos B a um antigénio depende do facto de o antigénio ser dependente ou independente do timo. Os antigénios independentes do timo estimulam os linfócitos b a produzir anticorpos sem a ajuda das células T, enquanto os antigénios dependentes do timo não podem estimular os linfócitos B sem a ajuda das células T.

Célula plasmática:

B-Os linfócitos repousam no tecido linfático antes de entrarem em contacto com antigénios específicos.

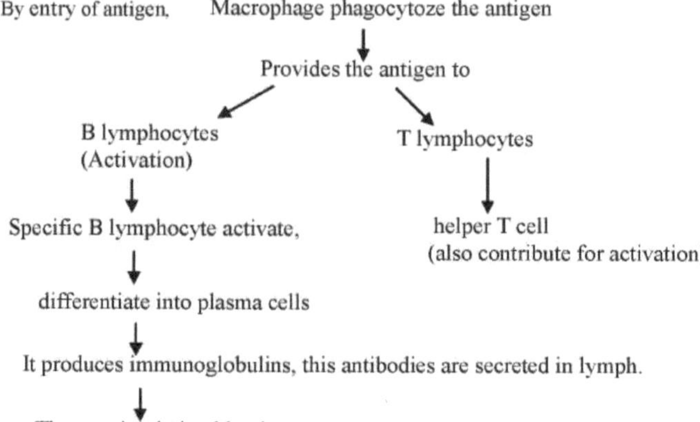

Alguns linfócitos não formam células subplasmáticas, mas dividem-se e formam clones dos linfócitos B originalmente activados.

Estes são introduzidos na corrente sanguínea. Permanecem imunologicamente dormentes até serem activados pelo mesmo antigénio.

São células de memória. (a exposição subsequente ao mesmo antigénio leva a uma resposta mais forte e mais rápida dos anticorpos).

Este é o processo da reação primária.

Os anticorpos IgM são formados principalmente durante a resposta imunitária primária.

Um único clone de células plasmáticas sintetiza apenas um tipo de imunoglobulina. As células de memória de longa duração podem reconhecer o mesmo antigénio quando este é introduzido mais tarde, o que é a razão para o aumento da produção de anticorpos após uma estimulação antigénica subsequente (resposta imunitária secundária).

Os anticorpos são principalmente IgG, existe uma expansão selectiva das células B que mudaram da produção de IgM para IgG.

B - Imunidade humoral mediada por células e parodotite :

Vários estudos demonstraram que as Igs específicas dos agentes patogénicos periodontais reduzem ou inibem eficazmente a colonização, proliferação e disseminação bacterianas (Zambon, 1985; Ebersole, 1990; MeArthur e Clark, 1993). Sabe-se também que o aumento da produção local e/ou sistémica de Ab coincide com uma história (exposição e/ou carga bacteriana) de infeção periodontal com determinados microrganismos (Ebersole et al., 2001). Posteriormente, foi demonstrado que níveis elevados de Abs específicos contra um ou mais agentes patogénicos periodontais estão geralmente associados a determinadas formas de doença periodontal

(Ebersole, 1990). Existem boas evidências de que a maioria das Igs, incluindo IgA secretora (s-IgA), IgA e IgG, podem ser produzidas localmente na mucosa (Hagewald et al., 2000). Além disso, a IgG sistémica também contribui para esta parte da imunidade humoral nas infecções periodontais.

Certas subclasses de Ig (ou seja, IgA e IgG4 humanas) podem reduzir a inflamação durante infecções bacterianas crónicas em locais da mucosa, e isto também pode ser conseguido por Abs opsonic (ou seja, IgG1 e IgG2), que permitem que os neutrófilos matem agentes patogénicos invasores como A. actinomycetemcomitans e P. gingivalis. Um estudo recente de Rajapakse et al (2002) demonstrou que a imunização com complexos de proteinase-adesina de P. gingivalis reduziu a colonização do espaço subgengival por P. gingivalis e a subsequente perda óssea periodontal no modelo de periodontite em ratos, com a gravidade da doença a correlacionar-se com um aumento concomitante dos níveis de IgG2 e IgA específicos de Ag e uma diminuição das respostas de IgG4. No entanto, existem também dados contraditórios sobre a natureza e a extensão da proteção (Williams et al., Ebersole et al., 1987; Magnusson et al., 1991). Foi demonstrado que a produção local ou sistémica de Ig específica do agente patogénico não se correlaciona frequentemente com as fases clínicas da doença, tais como gengivite e periodontite inicial e/ou estabelecida (Ebersole e Taubman, 1994; Tinoco et al, 1997; Hagewald et al, 2000; Albandar et al, 2001). Este é também o caso quando a colonização bacteriana e os títulos de Ab são significativamente reduzidos após tratamentos clínicos. Foi documentado que as células plasmáticas de longa duração, que não necessitam de estimulação com Ag para a produção de Ab, podem contribuir para a imunidade das mucosas. Este Ab pré-existente está envolvido na primeira linha de defesa e representa provavelmente uma importante molécula protetora contra infecções microbianas. O Ab aplicado localmente contra P. gingivalis reduziu eficazmente a colonização bacteriana; no entanto, o Ab produzido sistemicamente foi muito menos eficaz. Isto sugere que a imunidade humoral (i.e. s-IgA, IgG) e/ou outros mecanismos imunitários (i.e. imunidade inata) estão envolvidos na primeira linha de defesa durante a infeção periodontal precoce. Por exemplo, a produção de s-IgA é aumentada quando a exposição local a agentes patogénicos aumenta e pode bloquear a adesão bacteriana às células hospedeiras.

A maioria dos estudos clínicos humanos e alguns estudos em animais mostraram que os títulos de Ab no soro não se correlacionam com as fases clínicas da periodontite e/ou da destruição do osso alveolar. No entanto, a imunização com a proteína fimbrial de P. gingivalis, que produz títulos elevados de Ab anti-fimbrial, pode prevenir a perda de osso alveolar em ratos gnotobióticos. Isto também se aplica à infeção oral subsequente com P. gingivalis como um todo. Foi relatado que o soro de doentes com periodontite tem baixos títulos/afinidades e, por conseguinte, não é protetor, uma vez que não sinergiza com a opsonização de agentes patogénicos invasores para fagocitose, apesar da produção de grandes quantidades de IgG2 em doentes com periodontite juvenil localizada (LJP, recentemente denominada periodontite agressiva). [2]Em contraste, os doentes com PJL têm frequentemente "títulos" mais elevados de IgG que reagem com PLS de elevado peso molecular ou Ag de hidratos de carbono, em comparação com a forma generalizada da periodontite juvenil, e estas reacções Ab demonstraram estar associadas a uma doença "menos" grave na PJL. [2]Por conseguinte, a IgG específica parece ser uma opsonina eficaz que facilita a fagocitose mediada por Fc y R de Ags e agentes patogénicos para proteger o hospedeiro. [2]Isto sugere que provocar uma resposta IgG elevada pode ajudar a controlar as infecções periodontais e a localizar a doença. Este efeito é também apoiado pela descoberta de que um clone Th2 humoral promotor de Ab protege o hospedeiro da destruição do osso alveolar causada por A. actinomycetemcomitans num modelo experimental de periodontite em ratos. Portanto, uma redução transitória nas células B produtoras de Ab in vivo pode levar a uma maior perda óssea periodontal em infecções mistas com A. viscous e P. gingivalis. Portanto, as células B produtoras de Ab podem fornecer alguma proteção contra a perda óssea alveolar durante a progressão da doença periodontal. [2]Para além disso, a expressão de PGE2 associada a Th2 pode estar, pelo menos parcialmente, envolvida na regulação da produção de IgG específica.

Para evitar o ataque dos Abs do hospedeiro, muitos agentes patogénicos invasores expressam variações antigénicas da sua parede celular ou componentes capsulares que permitem que as bactérias escapem ao reconhecimento (ou seja, antigenicidade baixa ou críptica) e à eliminação por Abs específicos produzidos durante contactos anteriores ou para evitar a internalização e subsequente morte (fagocitose) por neutrófilos, monócitos e macrófagos. Além disso, alguns agentes patogénicos periodontais produzem proteases que destroem as células LaA, IgG e mesmo as células B para contrariar a proteção imunitária do hospedeiro. Portanto, a orquestração da evasão bacteriana, opsonização, fagocitose, resposta imune mediada por células e regulação pela rede de citocinas poderia levar com sucesso à proteção imune mediada por ab nas infecções periodontais.

Em geral, as células Ab periodontais são inicialmente protectoras para o hospedeiro. No entanto, esta proteção pode ser insuficiente ou de duração insuficiente para suportar os ataques constantes do biofilme e/ou a cronicidade da doença infecciosa, especialmente se o bypass bacteriano tiver comprometido outros sistemas de defesa imunitária. Entretanto, as células B de memória produtivas e os plasmócitos produtores de Ab podem acabar por ficar "aleijados" ou "degenerados" e, por conseguinte, incapazes de travar os agentes patogénicos invasores (ou seja, evasão bacteriana), desencadeando novas respostas imunitárias/inflamatórias associadas à destruição dos tecidos. Como resultado, a proteção mediada por ab é incapaz de alcançar a erradicação completa ou estéril dos agentes patogénicos periodontais invasores e, por conseguinte, é subóptima. Assim, esta "falha de proteção" pode alterar o equilíbrio a favor de um processo destrutivo durante a patogénese da doença. Por outro lado, o papel das células B "activadas", que servem como PAC para ativar células T naïve e/ou de memória, pode ser assumido por outras APC mais profissionais, tais como macrófagos e células dendríticas para a imunidade mediada por células. Isto pode dever-se ao facto de a resposta imunitária humoral a agentes patogénicos invasores preceder normalmente o início ou a progressão da destruição dos tecidos periodontais in vivo, mas não a impedir. Por conseguinte, as células Ig e B por si só não fornecem normalmente uma proteção completa a nível celular sem o envolvimento da imunidade mediada por células T.

(III Imunidade mediada por células T citotóxicas CD8 e periodotnite) :

[+]O papel e a contribuição dos linfócitos T CD8 aP citotóxicos clássicos (CTL) para a progressão da doença periodontal não são bem compreendidos. [++]Vários estudos anteriores demonstraram que, em geral, há uma diminuição das células T CD4 e um aumento dos CTL CD8 (um rácio CD4/CD8 deprimido) nos tecidos gengivais infectados e/ou nas amostras de leucócitos do sangue periférico humano de doentes com periodontite, em comparação com os de indivíduos saudáveis. Os CTLs encontram-se ao lado dos fibroblastos periodontais nos tecidos gengivais profundos, onde ocorrem alterações citopáticas e degenerativas directas. Estes resultados sugerem que as infecções periodontais.

O desenvolvimento de CTL requer o reconhecimento de peptídeos Ag estranhos por moléculas MHC de classe I. Até à data, sabe-se que a maioria dos microrganismos periodontais estudados são agentes patogénicos extracelulares destinados ao processamento de Ag e à apresentação à via do MHC de classe II na APC. No entanto, os péptidos estranhos apresentados através da via MHC de classe I são geralmente formados a partir de proteínas sintetizadas endogenamente ou de proteínas segregadas no citoplasma. Foi referido que alguns agentes patogénicos. [+]As células T CD8 podem desencadear uma resposta através de uma via fagossómica ou fago-lisossómica por vários mecanismos. Atualmente, desconhece-se se podem ocorrer vias semelhantes com microrganismos periodontais, tais como A. actinomycetemcomitams, P. gingivalis e Treponema denenticola. É de salientar que estes três agentes patogénicos periodontais específicos invadem o epitélio sulcular gengival para sobreviver ou invadir o tecido. Como resultado, as CTL poderiam ser geradas para potenciais funções efectoras.

Dois estudos independentes recentes que utilizaram a abordagem de nocaute genético ou de depleção celular mediada por Ab chegaram à mesma conclusão: que os CTL não estão envolvidos na destruição do osso alveolar no modelo de rato da periodontite experimental (Baker et al., 1999b). (Teng et al., 2000). [+]No entanto, a depleção de células T CD4 foi associada a uma menor perda óssea alveolar. Em conjunto, estes resultados indicam que as CTL não desempenham um papel importante na destruição imunomediada do tecido periodontal in vivo.

[+]Estudos recentes demonstraram que as células T CD8 naïve podem também diferenciar-se em pelo menos dois subgrupos com diferentes padrões de expressão de citocinas: As células T-citotóxicas-1 (Tc1), que segregam citocinas do tipo 1, como a IL-1, o TNF-aP e o IFN-y, e as células Tc2, que produzem citocinas do tipo 2, como a IL-4, a IL-5, a IL-6 e a IL-10. Ambos os subgrupos são "citotóxicos". E ambos matam eficazmente as células B em repouso e activadas e outras células nucleadas infectadas no hospedeiro.

Estudos recentes mostraram que um perfil de expressão de citocinas do tipo Tc2 é encontrado no tecido gengival de pacientes com periodontite. Esta descoberta sugere um possível papel dos CTL na imunoregulação local e na promoção da resposta humoral durante as infecções periodontais.
Também foi relatada a coexistência de células Tc1, que produzem predominantemente IFN-γ, no tecido gengival infetado periodontalmente.

$^+$O efeito antimicrobiano dos efectores CD8 CTL pode ser conseguido através de vários mecanismos: $^+$(i) expressão de citocinas como IFN-γ E TNF-α que podem ativar macrófagos para matar (imunidade inata), tal como as células Th CD4; e (ii) lise direta de células alvo infectadas No primeiro caso, os CTL activados são produtores eficientes de IFN-γ e podem provavelmente iniciar a cascata de imunidade inata através da via IL-12 e aumentar uma resposta imunitária Th1 adquirida no hospedeiro. Nesta última situação, a própria perforina pode induzir a morte celular, mas a sua função é principalmente canalizar as granzimas A e B (serino-proteases produzidas pelas células CTL e NK) para as células alvo infectadas através das cascatas de caspase para apoptose. No entanto, a via Fas/Fas-L serve principalmente para regular a ativação dos linfócitos e a reatividade dos granulócitos e para evitar a reatividade excessiva em ambos os tipos de células. Embora este processo ainda não seja bem compreendido, pode ser um passo importante na proteção do tecido periodontal contra os danos causados pela infeção microbiana e pela inflamação associada.

$^+$Um grupo especializado de células imunitárias, as células T CD8 γδ, que respondem a moléculas CD1 na superfície epitelial (um grupo de moléculas MHC não polimórficas codificadas por genes situados fora dos loci MHC), podem reconhecer Ag glicolípidos (isto é, lipoarabinomanano, glucosemonomycolate) de uma bactéria Gram-negativa sem processamento de Ag. Estas células T são capazes de segregar várias citocinas (IFN-γ, IL-10, TNF-α, TGF-β e IL-6) e de exercer uma atividade citolítica. $^+$Por conseguinte, foi postulado que as células T CD8 γδ podem influenciar o desenvolvimento da resposta imunitária adaptativa através da expressão de citocinas e da atividade citolítica. Foi demonstrado que o número de CTL intra-epiteliais activadas no sangue perioférico e no tecido gengival local aumenta na periodontite. No entanto, a sua contribuição real para a ligação da imunidade inata à resposta imunitária adquirida em condições normais e durante a infeção periodontal ainda não é clara.

$^+$Em resumo, as CTL CD8 não estão diretamente envolvidas na destruição do tecido periodontal durante a progressão da doença. No entanto, podem desempenhar um papel protetor no combate aos agentes patogénicos periodontais, produzindo citocinas importantes para a resposta imune inata e adaptativa e matando citoliticamente os tecidos e células bacterianamente infectados ou danificados.

Imunidade mediada por células T CD4 e periodontite

$^+$ Os avanços na imunologia molecular e celular levaram a uma melhor compreensão da forma como a resposta imunitária adquirida - particularmente as células Th CD4 - funciona para combater as infecções microbianas nos tecidos periodontais e orais. [+]Sabe-se agora que as células Th são o tipo de célula central na modulação e regulação do sistema imunitário adquirido, que é composto pela imunidade humoral mediada por células B e pela imunidade mediada por células CD4+ Th e CD8 CTL. Por exemplo, as células Th são necessárias para a maturação de Ab e para a mudança de isótipos específicos de Ig nas células B, enquanto as células B podem apresentar Ag exógeno como APC para desencadear respostas de células T específicas de Ag. Além disso, as células Th podem modular a atividade dos CTL específicos do Ag num microambiente local específico. [+]A formação de células Th CD4 específicas é iniciada pelo reconhecimento de péptidos nas ranhuras de ligação das moléculas MHC de classe II.

As APC profissionais - tais como as células B activadas, as CD e os macrófagos - expressam moléculas MHC de classe II e de classe I depois de serem activadas/preparadas. As CD estão localizadas nas superfícies das mucosas ou no epitélio (por exemplo, células de Langerhans) e podem transportar Ag para os gânglios linfáticos locais para desencadear uma resposta imunitária primária.

Estudos anteriores sobre o papel da imunidade mediada por células na progressão da doença periodontal mostraram resultados muito diferentes, com diferentes variáveis envolvidas. Estes dados contraditórios impediram qualquer conclusão sobre o(s) componente(s) ou o(s) tipo(s) de célula(s) que são criticamente responsáveis pela progressão da doença periodontal. Na altura, pensava-se que a imunossupressão geral ou selectiva poderia exacerbar a doença periodontal e que o estado imunológico do hospedeiro no momento da infeção com agentes patogénicos periodontais parecia ser importante para o desenvolvimento da periodontite. Tornou-se agora mais claro que a destruição do osso alveolar, a caraterística principal da periodontite, é mediada pelo aumento da atividade dos osteoclastos durante a patogénese da doença. [+]Estudos recentes mostram também que as interacções entre as respostas imunitárias mediadas por células - em particular as células T CD4, as células ósseas e o microambiente - são cruciais para o desenvolvimento da perda óssea alveolar.

Depois de devidamente preparadas e activadas, as células Th CD4+ naïve diferenciam-se em fenótipos efectores e/ou de memória que podem ser funcionalmente classificados em vários subgrupos com base nas citocinas expressas: As células Th1 produzem IL-2, IFN-y e TNF-a/p (citocinas de tipo 1); as células Th2 produzem IL-4, IL-5, IL-6, IL-10 e IL-13; as células "ThO" intermédias produzem IL-2 e pequenas quantidades de uma mistura de citocinas Th1 e Th2, como IL-3, IFN-y e IL-4; curiosamente, há relatos de células "Th3" únicas que expressam TGF-P mas não IL-4 (Chen et al., 1994). Resta saber se estas células específicas representam uma linhagem substituta para o desenvolvimento Th, semelhante a outros fenótipos Th2 descritos, ou as células T "reguladoras" recentemente descritas que expressam IL-10 e/ou TGF-P mas não IL-4.

Os investigadores demonstraram recentemente que a destruição do tecido periodontal (durante a perda óssea) está associada à expressão de citocinas associadas a Th1- e Th2 in vivo (Teng, 2002). Produção abundante de citocinas associadas a Th1 (TNF-a, IFN-y) durante a destruição "ativa" do osso alveolar, onde as citocinas associadas a Th2 (especialmente IL-10 e TGF-P) também são altamente expressas. Tanto a sinalização de citocinas associadas a Th1 como a Th2 foi aumentada nos tecidos da periodontite ativa. Num estudo realizado por Baker et al. (1999b), utilizando estirpes genéticas de ratos knock-out infectados com P. gingivalis, tanto as citocinas associadas a Th1- (i.e. IFN-y) como a Th2- (i.e. IL-6) pareceram estar envolvidas na destruição do osso alveolar. Uma interpretação destas observações é que os efectores Th1 que produzem citocinas inflamatórias podem mediar a destruição dos tecidos, enquanto que as citocinas anti-inflamatórias (por exemplo, IL-10, TGF-P) produzidas pelas células Th2 estão envolvidas na homeostase dos tecidos durante a destruição inflamatória e subsequentes processos de reparação ou remodelação. Por outro lado, diferenças subtis no equilíbrio das citocinas podem levar à progressão da destruição periodontal ao longo do tempo; ou diferentes efectores com diferentes expressões de citocinas podem caraterizar diferentes fases do desenvolvimento da doença periodontal.

Células T e citocinas nas doenças periodontais :

A resposta imunitária à infeção é regulada pelo equilíbrio entre as citocinas T helper (Th)1 e Th2. O efeito líquido das citocinas Th1 IL-2 e IFN-y é aumentar as respostas mediadas por células, enquanto o efeito da citocina Th2 IL-4 é suprimir as respostas mediadas por células, aumentando assim a resistência associada à imunidade humoral.

As células T com um perfil de citocinas Th1 podem ser o principal mediador na lesão inicial/estável. No entanto, a lesão persiste devido à formação contínua do biofilme da placa. A predominância de células B/células plasmáticas na lesão avançada/progressiva sugere um papel para as células Th2. Se a resposta inata for fraca, são produzidos níveis baixos de IL-12 e pode haver uma resposta Th1 fraca, que pode não conseguir conter a infeção. A estimulação dos mastócitos e a subsequente produção de IL-4 promoveriam uma resposta Th2, a ativação das células B e a produção de anticorpos. Se estes anticorpos forem protectores e eliminarem a infeção, a doença não progride. No entanto, se não forem protectores, a lesão persistirá e a ativação contínua das células B conduzirá a grandes quantidades de IL-1 e, consequentemente, à destruição dos tecidos.

Foi detectada uma diminuição das citocinas Th1 no fluido crevicular gengival e nas células mononucleares gengivais de doentes com periodontite e nas células mononucleares do sangue periférico de doentes com periodontite estimulados com P. gingivalis e Fusobacterium nucleatum. Estes estudos apoiam a hipótese de que as células Th1 estão associadas à lesão estável e uma resposta Th2 à progressão da doença.

Os estudos mais recentes indicam que tanto as células Th1 como as Th2 estão envolvidas na doença periodontal.

Aspectos imunológicos dos principais tipos de periodontite :
Saúde periodontal :
Respostas locais :

Histologicamente, a saúde gengival representa geralmente um equilíbrio entre a microbiota subgengival presente e os factores de resistência do hospedeiro. Assim, existe uma inflamação mínima com fluxo de fluido associado para o sulco saudável e a presença de algumas células inflamatórias no tecido. Neste estado, o tecido gengival contém um pequeno número de leucócitos, que são maioritariamente classificados como linfócitos. Estes linfócitos parecem ser maioritariamente células T.

Estas células T locais podem ser cruciais para manter a homeostase entre o tecido periodontal do hospedeiro e a placa bacteriana.

Consistente com o baixo nível de inflamação na gengiva saudável, a maioria dos estudos demonstrou baixos níveis de mediadores inflamatórios. Verificou-se que a mensagem IL-8 estava aumentada no tecido saudável em comparação com o tecido periodontal.

Verificou-se que os fibroblastos gengivais residentes produzem IL-8 quando estimulados com produtos bacterianos, e este achado pode indicar a ativação local destas células estruturais durante a remodelação normal dos tecidos.

Para além das células inflamatórias e dos mediadores, foram também identificados localmente produtos da resposta imunitária humoral. A conversão de C3 é mínima no FGC no estado saudável. Isto sugere que o epitélio intacto constitui uma barreira eficaz ou que as bactérias associadas à placa saudável não são particularmente activas para estimular a fixação alternativa do complemento. Finalmente, as concentrações de imunoglobulinas e anticorpos de todos os isótipos no FGC de locais saudáveis são geralmente baixas, minimizando o potencial para várias reacções de hipersensibilidade que poderiam contribuir para a destruição local dos tecidos.

Reacções sistémicas :

A sensibilização das células T aos antigénios da placa bacteriana é, na verdade, baixa em indivíduos saudáveis. Os anticorpos séricos contra a maioria das bactérias orais são detectados em indivíduos saudáveis. As respostas destes isótipos IgG, IgM e IgA são bastante variáveis em relação aos microorganismos que colonizam a placa bacteriana. Os níveis de anticorpos contra os periodontopatógenos suspeitos são geralmente bastante baixos em indivíduos saudáveis em comparação com todos os outros grupos (10% a 20% dos níveis na gengivite ou periodontite).

Gengivite :
Respostas locais :

A gengivite é principalmente uma reação às bactérias da placa bacteriana. Envolve uma reação vascular com aumento da acumulação de fluidos e infiltração de células inflamatórias. A resposta inicial é principalmente linfocítica, representada por células T; no entanto, o tecido com gengivite avançada e crónica pode também conter células plasmáticas. O tipo de célula predominante no tecido gengival inflamado do adolescente foi identificado como células T. Estas reacções tecidulares locais não estão associadas a bactérias no tecido. Em vez disso, são uma resposta a produtos que parecem penetrar no epitélio gengival, que perdeu algumas das suas funções inatas de barreira protetora.

As proteínas de fase aguda, incluindo a alfa-2 macroglobulina, a alfa-1 antitripsina e a transferrina, estão elevadas na gengivite, reflectindo o ambiente de stress localizado. Além disso, o C3 clivado, indicando a conversão desta molécula, presumivelmente através da via alternativa, está elevado no FGC da gengivite. Encontram-se actividades aumentadas de IL-1 em áreas inflamadas de pacientes com gengivite crónica e em gengivite experimental associada a uma expressão aumentada de HLA-DR. Os resultados de um estudo efectuado por Kinane et al. sugerem que os níveis de II-1 no FGC aumentam com a placa bacteriana e que os níveis máximos deste mediador precedem os sinais clínicos de inflamação na gengivite experimental. Além disso, tanto a proteína como a mensagem II-8 são mais elevadas no FGC de locais inflamados.

Foram encontrados níveis mais elevados dos mediadores imunitários inflamatórios PGE2, LTC4 e IL-1 beta nos locais de gengivite do que nos locais saudáveis em voluntários normais. Para além disso, foram encontrados níveis semelhantes de IL-2 e IgG e níveis inferiores de IgA nos locais com gengivite.

Reacções sistémicas :

Em geral, os níveis de respostas sistémicas de células T são ligeiramente mais elevados em doentes com gengivite do que em indivíduos saudáveis. Foi observado um aumento na resposta das células T a alguns membros da microbiota que parecem proliferar na placa supra e subgengival associada à gengivite (ou seja, Streptococcus, Actinomyces, Fusobacterium). Isto sugere que os antigénios desta acumulação bacteriana têm um maior acesso à circulação sistémica, presumivelmente através da perturbação da integridade da barreira epitelial da defesa inata.

Da mesma forma, os anticorpos séricos contra estes tipos de bactérias também são detectados em doentes com gengivite. Verificou-se que os anticorpos IgG séricos contra Actinomyces spp. eram mais elevados na gengivite, e um estudo semelhante mostrou que foram detectados anticorpos contra, pelo menos, três bactérias (Antinomyces spp. Bacterionema matruchotti, Leptotrichia buccalis) em doentes com gengivite, embora os níveis variassem muito. Partiu-se da hipótese de que os níveis de anticorpos na placa bacteriana estavam relacionados com os níveis de anticorpos no soro. Estes resultados podem estar relacionados com as alterações na composição da placa dentária associadas à gengivite e com as interacções bacterianas com o hospedeiro resultantes desta resposta inflamatória.

Gengivite :

Page e Schroeder analisaram a histopatologia das três fases temporais da gengivite, incluindo as lesões iniciais, precoces e estabelecidas. As alterações histopatológicas centram-se na inflamação vascular e na infiltração de neutrófilos e depois de linfócitos nas fases iniciais. O infiltrado linfocítico inicial é dominado por células T, mas com o tempo as células B tornam-se dominantes. A lesão estabelecida é caracterizada por uma predominância de células B que se transformaram em células plasmáticas no tecido conjuntivo. Os neutrófilos continuam a dominar o epitélio juncional e a fenda gengival com um aumento acentuado do fluxo de fluido na fenda gengival. Os autores relatam uma predominância de células plasmáticas na lesão estabelecida. A proporção de células plasmáticas aumenta significativamente com a gengivite prolongada.

Periodontite crónica :

As alterações na resposta do hospedeiro associadas a agentes patogénicos periodontais específicos são claramente reconhecíveis. Em doentes com periodontite, observa-se um aumento de anticorpos específicos para agentes patogénicos suspeitos, como P. gingivalis, A. actinomycetemcomitans, P. intermedia, E. corrodens, F. nucleatum e C. rectus no soro e no fluido da úvula. A própria terapia é acompanhada por um aumento inicial dos níveis de anticorpos no soro, que regressam aos níveis anteriores ao tratamento 8 a 12 meses após o tratamento.

Os componentes da resposta imunitária do hospedeiro que não são específicos de um determinado agente patogénico microbiano, mas que ocorrem em resposta à infeção e que provavelmente contribuem para a patogénese. A periodontite crónica é caracterizada principalmente pela ativação da via alternativa do complemento, com a clivagem de C3 e B observada no fluido gengival. Isto sugere que, embora na periodontite crónica sejam produzidos anticorpos específicos para o agente patogénico, não predomina a ativação da via clássica do complemento por processos que envolvem a ligação anticorpo-antigénio. Também é possível que os produtos de clivagem específicos no fluido crevicular sejam devidos à ação de enzimas bacterianas. A P. gingivalis, por exemplo, produz uma enzima que pode clivar o C5 no seu metabolito ativo C5a.

A atividade da colagenase está associada à destruição periodontal ativa. A MMP-8 está elevada na periodontite crónica. Estudos do FGC na periodontite crónica mostram que a atividade da colagenase é até seis vezes superior à da gengivite. A maior parte da atividade da colagenase na periodontite crónica é devida à colagenase neutrofílica MMP-8. Alguns microorganismos podem modular a secreção de colagenase pelos neutrófilos. Por exemplo, a fagocitose por F. nucleatum e T. denticola está associada à libertação de níveis elevados de elastase e MMP-8 dos neutrófilos.

Existem provas claras de que a suscetibilidade à periodontite varia de pessoa para pessoa. Apesar de uma acumulação substancial de placa bacteriana que contém potenciais agentes patogénicos, alguns indivíduos parecem ser resistentes ao processo da doença, enquanto outros desenvolvem a doença. Estas diferenças estão principalmente relacionadas com a variabilidade da resposta imunitária-inflamatória do hospedeiro ao desafio infecioso, mas a base subjacente à suscetibilidade diferencial pode ser genética ou ambiental.

Os factores sistémicos que alteram a suscetibilidade à periodontite incluem doenças como a diabetes ou a infeção por VIH, bem como influências ambientais como o tabagismo e o stress. A infeção por VIH está associada a alterações nas células T CD4+ e nos monócitos/macrófagos. Os doentes com VIH podem apresentar doença periodontal necrosante aguda, especialmente se a contagem de células T CD4+ for muito baixa.

Estudos recentes que mostram uma ligação entre um genótipo composto envolvendo os genes IL-1 e a ocorrência de periodontite crónica sugerem uma base genética para variações na suscetibilidade à doença periodontal.

Sabe-se que o alelo IL-ip (+ 3953) do genótipo composto está associado a um aumento de duas a quatro vezes na produção de IL-ip. Os indivíduos que são negativos para o genótipo composto e são submetidos a tratamento periodontal apresentam uma diminuição da concentração de IL-ip no FGC.

Periodontite agressiva :

A prevalência de uma resposta imunitária humoral a este organismo está aumentada em doentes com LAP.

Existem inúmeros mecanismos para a destruição de bactérias mediada pelo soro, incluindo a lise pelo complexo de ataque à membrana do complemento e antimicrobianos como a lisozima. No entanto, algumas bactérias, incluindo todas as estirpes conhecidas de A. actinomycetemcomitans e algumas estirpes da maioria dos agentes patogénicos periodontais putativos, são resistentes aos mecanismos de eliminação mediados pelo soro. Nas bactérias resistentes ao soro, a granulocitose dos neutrófilos é o principal mecanismo de resposta do hospedeiro para o controlo bacteriano. Os estudos sobre a LAP revelaram uma série de aspectos da função dos neutrófilos que podem levar a uma destruição bacteriana deficiente.

Cerca de 75 % dos doentes com LAP têm neutrófilos disfuncionais com expressão reduzida de receptores acoplados à proteína G. O defeito reflecte-se numa resposta quimiotáctica reduzida a vários agentes quimiotácticos, incluindo o componente C5a do complemento, a N-formil-metionil-leucil-fenilalanina (FMLP) e o leucotrieno B4. Devido à redução da expressão à superfície de todos os receptores acoplados à proteína G, a migração transendotelial, a migração transepitelial, a quimiotaxia, a secreção e a preparação dos neutrófilos podem ser prejudicadas. Postula-se que a base molecular para o defeito dos receptores seja um defeito celular intrínseco ou a modulação da expressão dos receptores de neutrófilos por níveis aumentados de citocinas pró-inflamatórias, como a IL-1 e o TNF-a. Isto sugere que a ausência de um recetor acoplado à proteína G é suficiente, mas não essencial, para a LAP.

Na LAP, a colagenase predominante no tecido e no fluido da úvula é a MMP-1, e estão presentes níveis elevados de TIMP-1. As diferenças nas MMPs podem estar relacionadas com as funções alteradas dos neutrófilos e sublinham a evidência de que ocorrem diferentes mecanismos de destruição dos tecidos nestas diferentes formas de destruição periodontal.

Os doentes com LAP têm anticorpos elevados contra A. actinomycetemcomitans, e tanto os anticorpos como o complemento são essenciais para a opsonização e a fagocitose eficaz. Na LAP, o isótipo de anticorpo IgG2 predominante no soro é específico para antigénios de superfície do A. actinomycetemcomitans, incluindo LPs e, pelo menos, uma das principais proteínas da membrana externa. Alguns indivíduos possuem uma variante do recetor Fc nos neutrófilos (alelo R131 de FcyRII-a) que não se liga eficazmente à IgG2, sendo esta uma possível base para a suscetibilidade à doença. Foi levantada a hipótese de que, devido a esta ligação menos eficiente, é necessária uma resposta de anticorpos mais forte do que o normal para controlar a infeção por A. actinomycetemcomitans na LAP e que a progressão da LAP é limitada pelo desenvolvimento de uma forte resposta de anticorpos. Em comparação, os indivíduos com periodontite generalizada de início precoce não desenvolvem uma resposta forte de anticorpos, apoiando a hipótese de que os anticorpos limitam o processo da doença.

Periodontite agressiva generalizada :

As recentes reclassificações limitam a informação disponível sobre este grupo de doentes. Alguns, mas não todos, dos anteriormente classificados como periodontite rapidamente progressiva (PPR) seriam provavelmente considerados doentes com uma reação agressiva generalizada do hospedeiro à periodontite, frequentemente caracterizada por defeitos nos neutrófilos ou monócitos.

Respostas locais :

2ia - macroglobulina, a - antitripsina e transferrina estão elevadas na gengivite, reflectindo o ambiente de stress localizado. Encontra-se um aumento da atividade da IL-i nas áreas inflamadas de doentes com gengivite crónica.

2Os resultados mostraram que as concentrações dos mediadores inflamatórios/imunes PGE , LTC4 e IL-ip eram mais elevadas nos locais de gengivite do que nos indivíduos normais, enquanto os níveis de IL-2 e IgG e os níveis de IgA eram mais baixos nos locais de gengivite.

Num relatório de Grbic et al., foi demonstrado que o nível de IgA no GCF está significativamente aumentado.

Reacções sistémicas :

Foram detectados mais anticorpos IgG contra Actinomyces spp. no soro (Actinomyces spp., Bacterionema matruchotti, Leptotrichia buccalis).

Periodontite refractária :

Respostas locais :

Este grupo de doentes pode representar um defeito do hospedeiro na resposta a estas bactérias. Nos doentes refractários com os níveis totais de citocinas mais elevados, verificou-se que os doentes refractários apresentavam níveis de IL-6 mais elevados do que os doentes estáveis. Para além disso, a presença de P. gingivalis, E. corrodens ou A. actinomycetemcomitans apenas se correlacionou com níveis elevados de IL-i em CGF.

Reacções sistémicas :

Descobertas recentes mostram que o rácio CD4/Cd8 está reduzido na periodontite refractária. A estimulação de monócitos por LPs de P. gingivalis leva a uma alteração do fenótipo dos monócitos e a um aumento da secreção de IL-ip e PGE2 O soro de pacientes refractários apresenta um aumento de anticorpos IgG contra vários periodontopatógenos. Estudos recentes para desenvolver modalidades de tratamento para estes pacientes sugerem uma defesa alterada do hospedeiro, particularmente mediada por células, em pacientes com formas graves de periodontite que não respondem ao tratamento. A falta de resposta ao tratamento pode, portanto, ser devida a uma defesa do hospedeiro deficiente ou a uma resposta inflamatória exagerada. São claramente necessários mais estudos para determinar as respostas imunitárias nestes doentes.

"Atividade dos superantigénios na doença periodontal :

A maioria dos linfócitos T exprime o TCR alfa e beta, enquanto menos de 5 % dos linfócitos T exprimem a configuração TCR gama e delta. A maioria dos antigénios é reconhecida por sítios de ligação a antigénios que consistem numa combinação das regiões V das cadeias alfa e beta. No entanto, certos antigénios, conhecidos como superantigénios, podem ativar todas as células T que expressam uma cadeia beta específica, independentemente da expressão das cadeias alfa. Os superantigénios são capazes de estimular entre 4 e 5 % de todas as células T. A reação desencadeada pelos superantigénios é, portanto, extremamente forte e rápida.

Complemento e doenças periodontais :

- Estudos demonstraram que a via alternativa de ativação do complemento ocorre na maioria das bolsas periodontais e que a via clássica só ocasionalmente é activada.
- A endotoxina das bactérias Gram-negativas pode ativar a via alternativa, os complexos imunes podem ativar a via clássica e as proteases bacterianas e as proteases dos tecidos do hospedeiro podem clivar diretamente os componentes do complemento.
- Vários componentes do complemento (C3, C4 e fator B) foram detectados no fluido sulcular e no tecido conjuntivo das gengivas, tanto em indivíduos saudáveis como naqueles com sintomas clínicos de doença periodontal. (Rizzo 1977, Tempel 1970).
- A coloração por imunofluorescência de C3 mostra um padrão de fluorescência mais intenso na gengiva inflamada do que no tecido não inflamado.
  A deteção de um produto de conversão de C3 e um nível reduzido de C4 no fluido do sulco da gengiva inflamada sugere fortemente a ativação local do complemento.
- Estudos do complemento no fluido do sulco de pacientes com periodontite juvenil localizada indicam que o complemento é ativado através da via alternativa. (Schenkein, Cianciola 1976).
- Esta ativação pode ser desencadeada por endotoxinas da flora predominantemente gram-negativa da lesão periodontal.

Resposta imunitária local e sistémica na doença periodontal :

Sistema imunitário local :

A IgA salivar encontra-se em grandes quantidades na forma secretora durante a salivação. As respostas imunitárias humorais ao nível das mucosas são maioritariamente do isótipo IgA. A IgA secretora é um anticorpo que pode penetrar nas membranas mucosas e impedir a entrada de microrganismos infecciosos. A IgA consiste em IgA1, a subclasse predominante no soro, e IgA2, que predomina na forma secretora. Em pacientes com periodontite moderada ou grave em adultos, a concentração de IgG na saliva está significativamente aumentada. Embora a concentração de IgA salivar fosse menos influenciada pelas condições periodontais, a concentração de anticorpos IgG salivares contra A. actinomycetemcomitans estava significativamente aumentada em pacientes com periodontite juvenil. No entanto, várias bactérias periodontopáticas produzem proteases que degradam IgG e IgAl. Existe evidência de atividade proteolítica de IgG, IgA e IgM em A. actinomycetemcomitans, sugerindo um papel importante das enzimas proteolíticas de imunoglobulina na etiologia da periodontite juvenil localizada.

Kinane et al. mediram os títulos específicos de anticorpos IgG, IgA e IgM contra P. gingivalis e A. actinomycetemcomitans no soro e no fluido do cancro gengival utilizando ELISA. Verificaram que os níveis de anticorpos séricos contra P. gingivalis são elevados em doentes com periodontite em comparação com indivíduos saudáveis.

Sistema imunitário sistémico :

Os níveis de anticorpos séricos contra P. gingivalis e A. actinomycetemcomitans foram extensivamente estudados em pacientes com periodontite e em indivíduos saudáveis. Várias formas adultas e rapidamente progressivas de periodontite estão frequentemente associadas a P. gingivalis e estão associadas a títulos elevados de anticorpos séricos contra esta bactéria anaeróbia. Recentemente, os antigénios imunodominantes do P. gingivalis 381 foram caracterizados em pacientes com elevada resposta. Por outro lado, outros descobriram que os antigénios 69, 48, 46, 43 e 41 kDa são predominantes.

O título médio de anticorpos contra P. gingivalis e Prevotella intermedia diminuiu significativamente após o tratamento. Em particular, o título de anticorpos contra P. gingivalis diminuiu em todos os pacientes examinados. Estes resultados indicam que as alterações nos títulos de IgG no soro contra P. gingivalis e P. intermedia estão relacionadas com a supressão do crescimento destes agentes patogénicos na placa subgengival.

Propriedades funcionais dos anticorpos contra bactérias periodontopáticas :

Os anticorpos desempenham um papel na imunidade antibacteriana, participando em vários mecanismos, como a agregação de microrganismos e a inibição da adesão e colonização por microrganismos.

O anticorpo sérico promove a fagocitose e destrói as bactérias. Presume-se que este anticorpo ajuda a prevenir infecções e a promover a recuperação da doença periodontal.

A resposta imunitária humoral de pacientes com periodontite juvenil localizada e periodontite de progressão rápida. Page et al (178) relataram que alguns pacientes respondem produzindo anticorpos séricos contra bactérias periodontopáticas durante infecções periodontais, enquanto outros não.

Nestas circunstâncias, especulam que os indivíduos resistentes à periodontite podem produzir quantidades suficientes de anticorpos de alta avidez para eliminar as bactérias após uma infeção subclínica com bactérias periodontopáticas. Em contrapartida, os indivíduos susceptíveis não conseguem desenvolver uma resposta imunitária humoral nas mesmas condições.

Imunoglobulina sérica :

As quantidades relativas de isótipos específicos da subclasse IgG formados durante a resposta de anticorpos dependem do tipo de antigénio. Nos seres humanos, os antigénios proteicos bacterianos induzem principalmente anticorpos IgG1 e pequenas quantidades de IgG3 e IgG4. Em contraste, a subclasse IgG2 predomina na resposta aos polissacáridos bacterianos (213). Em geral, os anticorpos contra componentes da superfície celular bacteriana são vantajosos para a defesa do hospedeiro. Os quatro isótipos da subclasse IgG (IgG1, IgG2, IgG3 e IgG4) têm propriedades de defesa diferentes, incluindo opsonactividade, ativação do complemento e inativação de toxinas (8, 185, 231). Vários investigadores descreveram a distribuição das subclasses de anticorpos IgG séricos contra A. actinomycetemcomitans em doentes com periodontite juvenil localizada. A subclasse IgG2 predomina na resposta ao lipopolissacárido do serotipo b de A. actinomycetemcomitans (252), e os níveis de IgG2 que reagem ao serotipo b de A. actinomycetemcomitans excedem os níveis de IgG1 e IgG3. Estes resultados sugerem que a IgG, particularmente a IgG2, é hiper-responsiva ao antigénio de hidratos de carbono específico do serotipo b de A. actinomycetemcomitans em doentes com periodontite juvenil localizada.

De acordo com Ebersole e Cappelli, a capacidade dos anticorpos para proteger contra a infeção por A. actinomycetemcomitans. Mostraram que os anticorpos IgG3, IgG4, IgG1 e IgG2 no fluido do cancro gengival estão aumentados em 58 %, 35 %, 25 % e 25 %, respetivamente.

A correlação entre anticorpos IgG4 elevados e a presença de A. actinomycetemcomitans na placa subgengival foi positiva. Também confirmaram que os locais saudáveis contêm alguns anticorpos IgG4 contra A. actinomycetemcomitans. Estes resultados sugerem que a subclasse de IgG no fluido crevicular gengival influencia a colonização de A. actinomycetemcomitans nas bolsas periodontais.

Os isótipos das subclasses IgA e IgG foram comparados. Recentemente, Brown et al (20) identificaram a subclasse, a forma molecular e o nível aumentado de anticorpos IgA no soro e descobriram que os anticorpos IgA1 monoméricos para extractos sonoros de A. actinomycetemcomitans predominam na maioria das amostras antes, durante e após o tratamento periodontal, sugerindo que qualquer efeito protetor mediado pela resposta IgA a A. actinomycetemcomitans é prejudicado pelas proteases deste microrganismo.

Avidez dos anticorpos contra bactérias periodontopáticas na periodontite.

Existe uma discrepância óbvia na avidez dos anticorpos contra P. gingivalis na periodontite em adultos. Lopatin et al (125) mostraram que a avidez dos anticorpos IgG contra P. gingivalis está significativamente aumentada em pacientes com periodontite em comparação com indivíduos saudáveis. Por outro lado, Chen et al. (24) relataram que a avidez dos anticorpos IgG contra P. gingivalis é menor em pacientes com periodontite de progressão rápida do que em indivíduos de controlo. Whitney et al. (248) mostraram que a avidez do Rus (133), do vírus da imunodeficiência humana-1 (243), do vírus da gripe (234) e do vírus da coriomeningite linfocítica (271) é menor. Além disso, foram também analisadas algumas bactérias patogénicas. Lowrie et al (126) demonstraram que a expressão do gene para um único antigénio micobacteriano (Mycobacterium leprae hsp65) em ratinhos BALB/c adultos confere uma proteção substancial mediada por células contra a infeção por Mycobacterium tuberculosis. Alguns genes de bactérias periodontopáticas foram clonados (4, 43, 69, 78, 82, 93, 142, 164, 218), e estes genes poderiam ser utilizados como vacinas para proteção contra a periodontite. As vacinas de ADN têm um potencial claro para prevenir várias doenças infecciosas, incluindo a periodontite nos seres humanos.

Implicações clínicas das reacções imunitárias :
Potencial de diagnóstico dos anticorpos contra bactérias periodontopáticas :

Numerosos estudos clínicos e imunológicos demonstraram o potencial de diagnóstico dos soros de doentes para utilização em várias doenças infecciosas. O ELISA é provavelmente o teste imunológico mais utilizado, uma vez que um grande número de amostras pode ser analisado rapidamente. O nível de anticorpos séricos em diferentes tipos de periodontite, P. gingivalis. As espécies Capnocytophaga, Eikenella corrodens, Fusobacterium nucleatum e espiroquetas orais foram analisadas utilizandoELfSA.

Relação entre os níveis séricos de anticorpos e a terapia da periodontite :

Ebersole et al (55) mostraram que o título de anticorpos contra P. gingivalis e A. actinomycetemcomitans aumentou após a destartarização. O tratamento por destartarização e alisamento radicular induziu uma resposta imunitária humoral. Estes resultados sugerem que uma resposta imunitária humoral pode ser um fator importante na melhoria clínica observada após o tratamento. Por outro lado, alguns investigadores relataram uma redução significativa no título de anticorpos séricos contra P. gingivalis após o tratamento periodontal. O título de anticorpos contra P. gingivalis diminuiu em todos os casos, sugerindo que as alterações no título se devem à supressão destes agentes patogénicos na área subgengival. O título de IgG sérico contra P. gingivalis pode servir como um indicador clínico de periodontite.

Respostas imunitárias como marcadores de suscetibilidade à doença periodontal :

A IgG3 e a IgGl contra A. actinomycetemcomitans estavam significativamente aumentadas em pacientes com periodontite juvenil localizada e periodontite rapidamente progressiva, enquanto a IgG2 era semelhante nos grupos de doenças. Apenas os doentes com periodontite rapidamente progressiva tinham IgG4 para A. actinomycetemcomitans. Os doentes com periodontite rapidamente progressiva e os doentes com periodontite adulta apresentavam IgG2, IgGl e IgG4 elevados para P. gingivalis. Os doentes com periodontite rapidamente progressiva apresentaram níveis elevados de IgGl para P. intermedia. A IgG2 foi a resposta primária ao C. rectus na periodontite juvenil localizada e na periodontite adulta. Lu et al (128) determinaram os níveis de IgG2 contra A.

actinomycetemcomitans em soros de pacientes com periodontite juvenil localizada, periodontite adulta, periodontite juvenil generalizada e controlos saudáveis. Os níveis séricos de IgG2 estavam elevados em doentes com periodontite juvenil localizada em comparação com controlos saudáveis. Os níveis de anticorpos IgG2 contra A. actinomycetemcomitans foram semelhantes em doentes com periodontite adulta e periodontite juvenil generalizada e em controlos saudáveis.

Homeostase imunitária :

A importância das citocinas induzidas localmente é primordial devido aos seus efeitos diferenciais na função das células na vizinhança imediata, o que determina o curso da resposta. Sabe-se que as citocinas desempenham um papel crítico na imunopatologia de um número crescente de doenças e que a produção de citocinas "adequadas" é essencial para o desenvolvimento de uma imunidade protetora.

As citocinas são reguladores celulares que têm uma grande influência na produção e ativação de várias células efectoras. Células T e macrófagos. As citocinas são proteínas de baixo peso molecular que estão envolvidas na fase de iniciação e na fase efectora da imunidade e da inflamação, regulando a amplitude e a duração da resposta. Normalmente, são produzidas apenas de forma transitória e são extremamente eficazes. Interagem com receptores específicos de superfície celular. Algumas citocinas são produzidas por um tipo de célula específico, como a IL-2, que é produzida pelas células T, enquanto outras, incluindo a IL-1 e a IL-6, são produzidas por tipos de células muito diferentes. Muitas citocinas são pleiotrópicas, ou seja, têm múltiplas actividades em diferentes células-alvo e sobrepõem-se nos seus efeitos reguladores celulares, mas, apesar desta sobreposição, as funções das citocinas não são necessariamente idênticas. A resposta de uma célula a uma determinada citocina depende da concentração local, do tipo de célula e de outros reguladores celulares a que está constantemente exposta.

Paradigma Thl e Th2 :

[+]Dois subgrupos diferentes de células T auxiliares CD4, conhecidas como células Thl e Th2, que segregam padrões diferentes de citocinas. Células Thl e Th2, que segregam diferentes padrões de citocinas. As células Thl produzem IL-2, interferão (IFN-y) e fator de necrose tumoral p, enquanto as células Th2 se caracterizam pela produção de IL-4, IL-5, IL-6, IL-10 e IL-13. Ambos os tipos de células produzem IL-3, fator de necrose tumoral a e fator estimulador de colónias de granulócitos e macrófagos.

As citocinas Thl estão envolvidas em reacções inflamatórias mediadas por células. Aumentam a capacidade dos macrófagos para matar agentes patogénicos intra e extracelulares e também medeiam reacções de hipersensibilidade de tipo retardado. As citocinas Th2 encontram-se associadas a fortes respostas alérgicas e de anticorpos. Estas células estimulam os mastócitos, os eosinófilos e os anticorpos da imunoglobulina E (IgE) e estão elevadas nas doenças alérgicas e nas infecções por helmintas.

Estas células desempenham um papel central nas respostas imunitárias humoral e mediada por células aos agentes patogénicos. As características comuns destas células incluem 1) a presença de várias enzimas citoplasmáticas (esterase não específica, lisozima);

2) Presença consistente de várias moléculas receptoras de membrana nos macrófagos, tais como receptores para moléculas de Ig (o recetor Fc) e o recetor do complemento C3;

3) A capacidade de fagocitar partículas, especialmente as revestidas com anticorpos ou proteínas do complemento;

4) A capacidade de fagocitar diretamente e matar vários microrganismos, especialmente após ativação por linfocinas

5) Necessário para o processamento e apresentação de antigénio para o desenvolvimento subsequente de linfócitos B e síntese de anticorpos, especialmente em conjunto com moléculas MHC de classe II.

Os monócitos/macrófagos utilizam mecanismos de fagocitose semelhantes aos dos PMN, embora os macrófagos utilizem predominantemente vias metabólicas dependentes do oxigénio para fornecer energia à célula. Os PMNs circulantes são células em fase terminal (ou seja, morrem após fagocitose e desgranulação), enquanto os macrófagos parecem ser estimulados pelos processos associados à fagocitose, tornam-se células secretoras, sintetizam proteínas de fase aguda e podem mesmo viver localmente no tecido. Quando os macrófagos

Estimulados por processos fagocíticos, transformam-se em células secretoras que produzem e segregam IL-1. A IL-1 ativa as células T e uma série de outros factores que regulam de forma não específica as actividades dos linfócitos, incluindo o IFN, as prostaglandinas, os componentes do complemento e as proteínas de fase aguda.

Por último, os cacrófagos são responsáveis pelos processos de reconhecimento de antigénios, estimulação imunitária e consequências para os tecidos após a estimulação imunitária. A apresentação de antigénios é uma função importante de um subconjunto de macrófagos que transportam antigénios HLA-DR (ou la) na sua superfície. A molécula HLA-DR (MHC de classe II) parece interagir com o antigénio e permite que os macrófagos comuniquem com os linfócitos T específicos do antigénio e os sensibilizem. Assim, os macrófagos sobrepõem-se como agentes da imunidade natural e adaptativa; podem estar envolvidos em respostas inflamatórias e na apresentação de antigénios; e, uma vez activados por linfocinas, exibem citotoxicidade não específica para células alteradas, tanto por contacto direto como por factores citolíticos (por exemplo, TNF-alfa).

Os macrófagos são também importantes porque segregam interleucina-1 (IL-1), IL-6, IL-8, IL-10, fator de necrose tumoral-gama (TNF-gama), factores de crescimento semelhantes à insulina, IFN-alfa e -gama e outros factores estimuladores, inibidores e promotores de crescimento; Produzem também prostaglandinas, monofosfato de adenosina cíclico (AMPc) e colagenase em resposta à estimulação por endotoxina bacteriana, complexos imunes ou linfocinas. A colagenase dos macrófagos pode desempenhar um papel importante na destruição do colagénio nos tecidos periodontais doentes.

REFERÊNCIAS

1. Gemmell E, Seymour GJ. Controlo imunoregulador dos perfis de citocinas Thl/Th2 na doença periodontal. Periodontol 2000 2004;35:21-41.

2. Page RC, Offenbacher S, Schroeder HE, Seymour GJ, Kornman KS. Avanços na patogénese da periodontite: resumo dos desenvolvimentos, implicações clínicas e direcções futuras. Periodontol 2000 1997;14:216-48.

3. Bascones-Martinez A, Munoz-Corcuera M, Noronha S, Mota P, Bascones-Ilundain C, Campo-Trapero J. Mecanismos de defesa do hospedeiro contra a agressão bacteriana na doença periodontal: mecanismos básicos. Med Oral Patol Oral Cir Bucal 2009;14:680-5.

4. Ren L, Jiang ZQ, Fu Y, Leung WK, Jin L. A interação da proteína de ligação ao lipopolissacarídeo e das citocinas na saúde e doença periodontal. J ClinPeriodontol 2009;36:619-26.

5. Sigusch B, Klinger G, Glockmann E, Simon HU. Periodontite precoce e adulta associada à produção anormal de citocinas por linfócitos T activados. JPeriodontol 1998;69:1098-104.

6. Silva TA, Garlet GP, Fukada SY, Silva JS, Cunha FQ. Quimiocinas nas doenças inflamatórias orais: periodontite apical e doenças periodontais. J DentRes 2007;86:306-19.

7. Rossi D e Zlotnik A. The biology of chemokines and their receptors (A biologia das quimiocinas e dos seus receptores). Annu Rev Immunol 2000;18:217-42

8. Nakajima T, Ueki-Maruyama K, Oda T, Ohsawa Y, Ito H, Seymour GJ, Yamazaki K. As células T reguladoras infiltram-se nos tecidos da doença periodontal. J Dent Res 2005;84:639-43

9. Kinane DF, Lappin DF. Processos imunitários na doença periodontal: uma visão geral. Ann Periodontol 2002;7:62-71

Índice

CAPÍTULO 1 1
CAPÍTULO 2 19
CAPÍTULO 3 25
CAPÍTULO 4 30
CAPÍTULO 5 36
CAPÍTULO 6 39
REFERÊNCIAS 47

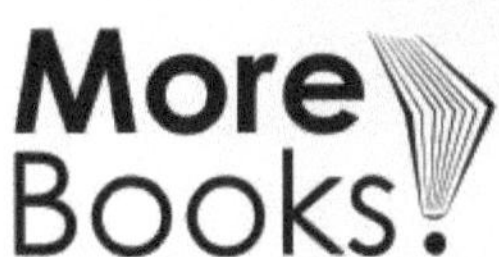

More
Books!

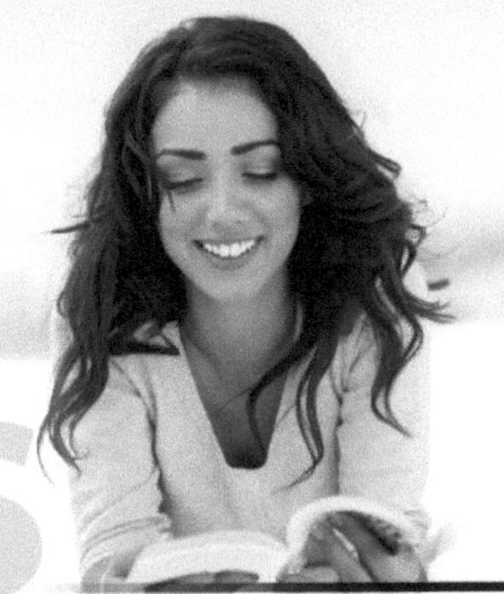

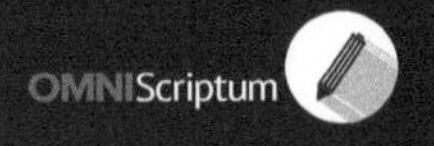

info@omniscriptum.com
www.omniscriptum.com
OMNIScriptum

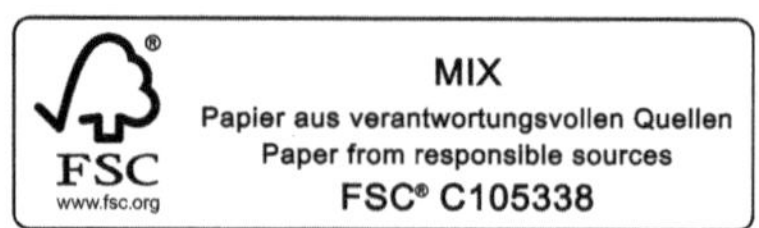

Printed by Books on Demand GmbH, Norderstedt / Germany